食事で治す心の病

心・脳・栄養——新しい医学の潮流

大沢 博

食事で治す心の病

目次

プロローグ――バナナで治まった暴力と頭痛　11

第一章　食生活が人生を左右する

1　食事崩壊の恐怖　18
2　栄養と犯罪には深いかかわりがある　21
殺人者の脳の糖代謝は低下していた／低血糖症と犯罪の研究報告／ビタミン・ミネラルと脳のはたらき
3　脳の機能低下が行動を異常にする　27
「心の教育」が強調されたが……
4　精神的健康と栄養の公聴会（アメリカ）　29
リード女史の証言――食生活こそが問題だった／レッサー博士の証言――〝回転式ドア〟精神医学
5　低血糖と栄養欠乏で凶暴になる　34
なぜ〝攻撃ホルモン〟が放出されるのか

6　低血糖と統合失調症のかかわり　37
7　氾濫する砂糖飲料・砂糖菓子の恐怖　39
息子に暴力をふるった父親の食生活／砂糖の大量摂取はインスリン過剰分泌を起こす／じつに恐ろしい砂糖のコマーシャル
8　欲望をそそりつづける現代社会　44
インスタント食品でよいのか？／著者のある日の食事／「気」の中心は「米」／「わかっている」けど実行しない人たち

第二章　ビタミンとミネラルの重要性

1　最大限にいかそうサプリメント　52
必要な栄養素をどうとるか／ビタミンって何？／森鷗外と脚気／ミネラルって何？
2　脂溶性ビタミン　58
ビタミンA——目と粘膜のビタミン／ビタミンD——化骨促進のビタミ

ン／ビタミンE——抗酸化・老化予防・性のビタミン／ビタミンK——血液凝固のビタミン

3 水溶性ビタミン 62

ビタミンB_1（チアミン）——消化と精神のビタミン／医療ミスでB_1欠乏、重い記憶障害／白米、精白粉、白砂糖、アルコールはB_1欠乏を起こす／ビタミンB_2（リボフラビン）——酸化還元と皮膚のビタミン／ビタミンB_3（ナイアシン）——皮膚と精神のビタミン／ビタミンB_6（ピリドキシン）——タンパク質形成のビタミン／ビタミンB_{12}（コバラミン）——抗悪性貧血のビタミン／葉酸（フォレート）——赤血球増殖のビタミン／パントテン酸——抗ストレスのビタミン／ビタミンH（ビオチン）——白髪防止のビタミン／ビタミンC（アスコルビン酸）——コラーゲン強化のビタミン

第三章　援助への栄養的アプローチ

1 カウンセリングに必要な視野拡大 76

高まるカウンセリングへの期待／心理主義でよいのか？／〝からだのおかしさ〟を見落とすな
2 「食」に無関心な精神医学 81
「暴力には、まったく関係ありません」／「これはあなたの一週間分のお菓子です」／医科大学の教育に栄養学が位置づけられていない
3 栄養カウンセリング 85
食生活の変化に注目して

第四章 心・脳・栄養――新しい医学の潮流を

1 医療にある「特有の」閉鎖的体質 92
ピラミッド型で医師が頂点／患者にとって医療の場は
2 精神医学にこそ必要な臨床栄養学 95
「栄養」についてふれない雑誌の特集／精神科主任教授の念頭に「栄養」はない？／心療内科でも栄養は無視／診断名が三十近く、薬が一日に三十

三種類／医師の食事指導を忠実に実行して
3　医学会の排他主義　107
栄養士の食事で治った精神科患者／栄養療法を敵視した米国精神医学会
4　「薬（医）食同源」と分子整合医学　113
「食事で治せるものを他の手段で治そうとするなかれ」／伝統的和食を見直そう

第五章　精神疾患への栄養療法

1　精神疾患と栄養　120
あらゆる精神疾患と栄養の関係
2　レッサーの統合失調症治療法　123
初期統合失調症——ある学生のケース／食べられない、眠れないで悪化
3　統合失調症の生化学——ファイファーの研究　127
五つのビオタイプ／ヒスタペニア／ヒスタデリア／ピロルリア／

脳アレルギー／低血糖症
4　ホッファーの統合失調症研究　136
アドレノクロムについて／クリプトピロール（KP）について／ナイアシン投与の効果／治療法は食事改善とビタミン投与／栄養療法による治療のケース
5　統合失調症とEPA——ホロビンの研究　148

第六章　統合失調症患者への援助の実際

1　薬よりも栄養療法をもとめる人びと　152
「馬にくわせるほど」の薬／甘いものが好きだった／ビタミンB_3、B群、亜鉛を与える／十年間薬をのんでもよくならなかった／やはり血糖は落ち込んだ／アドレナリンとノルアドレナリン／失われた十年——親のなげき
2　患者の家族からの悲痛な訴え　162
雑誌『第三文明』の記事／必死に援助をもとめる親たち

3 ビタミンB_3でよくなってきた 169
4 患者自身からの報告 173
5 薬からはなれたいという願い 174
どんな薬をのんでいるのか／通院になっても大量の薬／精神科医からの意見
6 治癒をめざして 186
精神と、心と、からだと／患者の心に共感すること／からだへの栄養的なアプローチ

第七章 投薬の前に食事の改善を

1 認知症と低血糖 194
認知症の老人は甘いもの好き／アルツハイマー型認知症と糖代謝／菓子をやめて認知症がストップ
2 激増した不登校 198
不登校生徒の食生活／ある教師のなげきのリポート／やはり低血糖症だっ

た不登校生徒／「現在の要因」に目を向けよう

3　日常茶飯事のような暴力多発　204

援助専門家の家庭の悲劇／多発する殺傷事件と薬―アメリカ／新しい抗うつ剤の副作用

エピローグ――暴力、そして死という悲劇　212

ブックデザイン　前田 寛
DTP組版　ワニプラン

プロローグ――バナナで治まった暴力と頭痛

私は医師ではない。しかし心身を病む多くの人に接し、栄養にかかわる医学書を読み、訳しているうちに、医師が知らない低血糖症の恐怖を実感をもって知ることができた。栄養素と脳の関係も同様である。

これまで機会あるごとに、講演、執筆を通して、低血糖症で起こる暴力など、さまざまな問題についてふれてきた。そのため著者のもとには、全国からの相談が寄せられる。緊急でやむをえないときは、電話の相談も受けているが、こんな電話相談がとびこんできたことがあった。

平成十四年の春の夜、九時ごろのことである。自宅（群馬県）で夕食をすませ、風呂に入り、くつろいでいるとき、はるか遠くの県から電話が入った。すでに一、二回、相談のあった母親からである。二十三歳にもなる息子が、発作的に暴れ出し、どうしたらよいか困っているという。「オレをどうにかしてくれ！　コーラを買ってこい！」とどなるので、怖くてコーラを買ってきて飲ませた、というのである。

コーラやコーヒーの多飲のおそろしさを知る私だが、すでに与えてしまったのではどうしようもない。母親からの相談で息子のことはきいていたし、「オレをどうにかしてくれ！」というのは、体内で脳などに異変が起きて、助けを求めているのだろう。低血糖発作ではないかという仮説がわいた。

とっさに私の口から出た言葉は、「バナナがありますか？」だった。幸い、バナナがあると聞いて、すぐに食べさせるように伝えて、電話を切った。バナナを思いついたのは『粗食のすすめ』の著者で、管理栄養士の幕内秀夫氏の言葉を記憶にとどめていたからである。幕内氏主催の講座で、私の講義のあと「低血糖になったときどうするか？」という問いが出された。そのとき幕内氏が病院での体験をもとに、バナナがいいですよ、と助け船を出してくれたことがあったのである。バナナはごはんほどゆっくりでなく、ジュースほど急激には血糖値をあげない、ということだった。

電話を受けて一時間たったころ、再びその母親から電話があった。バナナを食べさせたら落ち着いたということだった。この若者の食生活はどうなんだろう、という問いがわいた。

三日ほどたって、母親からまた電話があった。母親は息子のこれまでの食生活をきいてみて驚いたという。大学に入ってからは、毎日、砂糖入り缶コーヒーを十本以上も飲んできたのだった。コーラも大好きだった。どちらもカフェイン飲料であり、しかも砂糖入りである。大量に飲めば低血糖症になって不思議ではない。

同じく十四年春、関東のある県の母親から電話相談があった。この母親は前もって手紙で、十九歳の息子のことを相談してきた人だった。息子は中学一年から不登校になり、さまざまなカウンセリングを受けるうち、強迫神経症と診断され、投薬治療を受けたがよくならない。その後、家庭内暴力まで起こして措置《そち》入院となった。統合失調症の可能性もあり、八種類の薬が投与されていたがよくならない。その息子が頻繁《ひんぱん》に頭痛を訴えるというのである。

電話をかけてきたのは、あまりにもはげしく頭痛を訴えるので、どうしたらよいかというのである。低血糖症の可能性を疑った。しかし私は医師ではないし、医師を紹介している余裕もない。ここでまたバナナを食べさせてみるよう伝えた。その翌日である。受話器から母親の弾《はず》んだ声が聞こえてきた。なんとまた、バナナで頭痛が消え、あまりの効果に本人が「スゲェー」と叫んだというのである。

私は千葉市のマリヤ・クリニックで、血糖などを診《み》てもらったほうがよいと伝えた。何日もたたずに彼は受診。予想通りに「低血糖症」「インスリン過剰分泌」と診断された。いろいろな症状の正体がはっきりしたようで、気持ちがすっきりし、意欲が出てきて、やがて他県にある短大に入学した。

数多くの相談の中で、忘れられない悲劇の一家のことが浮かんでくる。やはり母親からの訴えだった。一年前に長男が自殺、二男は所帯をもって別居。三男は死にたいとよくいっていたが、最近自殺未遂を起こし、兄の命日がすぎたら死ぬと宣言しているのだという。

三人の兄弟は、小さいときからチョコレートを食べほうだい食べて育った。母親自身がチョコレートが大好きで、いつも冷蔵庫に山と積んでおいた。チョコレートを食べれば、すぐおかしくなるというのではない。大量に食べ続ければ、砂糖とカフェインの大量摂取となり、低血糖、ビタミンBの消耗《しょうもう》、カフェイン中毒が同時に起こって不思議ではない。

このような全国からの相談を受けていて、今の日本の食生活崩壊のものすごさを実感させられている。しかし精神医学者の視野には、今のところ「栄養」はないようである。

第一章

食生活が人生を左右する

1　食事崩壊の恐怖

食べものに心配のない国、それが今の日本である。スーパーにいけば、世界中の食材がところせましと並び、お金さえだせば、なんでも自由に手に入る時代である。きわめて便利な世の中だが、一方では食事のかたよりが深刻な問題として浮上している。私は、戦争の時期が食べ盛りの年代で、食糧不足のため腹をすかしたときが多かったが、幸いにも、三度の食事はなんとか食べられた。しかし今、食べものが豊富なこの社会で、食事をぬくとか、食事らしい食事をとらないとか、とんでもないことが起きている。

またグルメと称してのぜいたくな食事は、豊かさの象徴に見える。しかし、必須《ひっす》栄養素が不十分な食事が、人間の体にどのような影響を与えるのか、その自覚のなさが、恐怖をより増幅している。

わかっているようでわからない、人間の体内の生命過程。わかっていることは、食べなければ体が衰弱し、やがて飢えによって死に直面するようになる、ということぐらいだろうか。なんとなくおなかを満腹にしてさえいれば、生きるのに支障がない。食べてさえいれば栄養は十分と信じている人が、意外と多い。

じつはそうではない。毎日の食事こそが、生きていくうえでの原点である。母乳を飲んで育った赤ちゃんは、やがて成長とともに離乳食、ふつうの食事へと移行していく。食べものから糖質やタンパク質、脂質、ビタミンやミネラルをとるのである。体の各組織、心身のはたらきは、これらの栄養素によって大きく左右されることを知っているだろうか。歩いたり走ったりする運動機能、血液や骨をつくるほか、人間の思考や行動をつかさどる脳も、必要な栄養素が満たされるかどうかで、はたらきが大きくちがってくる。脳と栄養には、じつに重大な関係があるのである。

ひとりの若者を例に考えてみよう。両親はともに健在で、ふつうに育ってきたはずのH君（二十歳）が、人付き合いをさけて自室にひきこもるようになったのは一年前、フリーターとして働いていたファストフード店をやめたのである。職場で何があったか、失恋のための挫折なのか、両親もわからない。

そのH君の食生活はどうだったか。勤務を終えて帰宅するのは深夜になることが多く、自室でカップめんを食べ、缶コーヒーやコーラ、スナック菓子をとる生活が一年近く続いたらしい。

このような場合は、まさに栄養が大きく影響していると考えられる。あとでくわしく述べるが、少糖類やカフェインの過度の摂取、良質なタンパク質の不足、必要なビタミンやミネラルの不足などで、自律神経が不調になり、心身の機能低下におちいっていると考えられる。

だが、たいていの場合、ひきこもりでも不登校でも、食生活、そして栄養に目を向けて援助しようという人はまずいない。

若い女性たちのいいかげんな〝ダイエット〟も、たいへん気になる。男性からみて、健康美を失った女性は魅力が少ないのだが、彼女たちの〝偉大なる勘ちがい〟は依然としてなおらない。

肥満を気にして必要以上にやせたがる若い女性に共通しているのは、病的な顔色、見るからに折れそうな骨格、ふっくらとした健康美の欠如である。しかも恐ろしいことは、自らの肉体と精神がむしばまれていくことに気づかないことである。娘が「統合失調症」です、という相談のなかに、十五、六歳のころに〝ダイエット〟したあたりからおかしくなりました、という例がかなりある。

2　栄養と犯罪には深いかかわりがある

まさかと思うかもしれないが、栄養と犯罪は大きく深くかかわっているのである。ひとくちに犯罪といっても、詐欺《さぎ》や経済犯などの知能的な犯罪ではなく、ふつうとみられている人が、いきなり凶暴な振る舞いをする、いわゆる〝キレる〟という行動が、とくに関係が深い。

栄養不足によって脳の正常な機能が低下すると、思考はもちろん停滞する。自分の行動がどういう事態をもたらすかということを、予測したり想像したりもできなくなる。否定的な感情が支配し、攻撃行動が展開される。

殺人者の脳の糖代謝は低下していた

福島章の著『子どもの脳が危ない』（ＰＨＰ研究所）では、殺人者の脳の糖代謝についての研究が紹介されている。

アメリカの南カリフォルニア大学のレインらは、一九九四年に、殺人者と対照者、各二十二名の脳の糖代謝を調べたところ、殺人者では前頭部の糖代謝が全体的に低下していた。とくに前頭葉内側では糖代謝が低く、対照群とははっきりした差があったという。

レインらは一九九七年には、十五名の計画殺人者と九名の衝動殺人者を、四十一名の対照群と比較している。衝動殺人者では左右の前部前頭葉における糖代謝の低下と、右半球の皮質下核の糖代謝の亢進《こうしん》を認めたが、計画殺人者ではこの種の変化が軽度であったという。

イギリスのヴォルコフも一九九〇年に、粗暴行為で拘留された四名の犯人を観察し、前頭葉と左側頭葉で、脳血流量と糖代謝が明らかに低下している画像を示した。

アメリカのゴイヤーは一九九四年に、攻撃行動などで人格障害と診断された十七名を観察したところ、行動異常の得点の高いものは、前頭葉下部の糖代謝がはっきり低いことを発見した。

こうした研究はみな、殺人という攻撃行動の発生と、体内のとくに脳における糖の代謝に関係があることを示すものであり、栄養問題が重大であることを示唆している。

低血糖症と犯罪の研究報告

私は、アメリカのアレキサンダー・シャウスの著書『栄養と犯罪行動』（ブレーン出版）を翻訳出版した。この本には、犯罪行動を栄養という観点からみた、じつに多くの研究が紹介されている。そのなかでも注目すべきは、まさに糖に関係する、低血糖症と犯罪の関係の研究である。

シャウスは、次のようなケースを例としてあげている。

二十歳の男性、憤怒反応がひどく、二年間も妻に肉体的虐待をつづけていた。妻は離婚を考えていた。彼に血液、尿、毛髪の分析、食事の評価などが実施された。栄養行動質問表で低血糖症が疑われたので、六時間の糖負荷試験もおこなわれた。四時間目の採血から二十分後、彼の血糖は84㎎／dℓから48㎎／dℓまで落ちた。大きな血糖低下である。

このとき彼はますます興奮し、制御《せいぎょ》することが困難になった。さらに、ある時点では、看護婦がおびえてしまうような身振りをした。ある男性が入室したときは、彼は椅子にもどっている。さらに数分後、その看護婦に「ワイフはいつ家に帰ったんだ」とおどし、体に危害を加えた。

検査が終わったとき彼は、指摘された言動について、自分は看護婦にはなにも言わなかったし、そんなふるまいをした理由について、考えることもできない、と言った。

低血糖で意識も低下したのであろう。

ビタミン・ミネラルと脳のはたらき

シャウスもふくめ、アメリカ、カナダ、その他の国の精神医学の新しい流れで、「分子整合精神医学」と呼ばれる学問がある。

この学問の流れの中心となっているのは、カナダの精神医学者、エイブラム・ホッファーで、精神医学をふくむ『分子整合医学雑誌』の編集長という仕事をやっている。ホッファーはその著書のなかで、分子整合精神医学は、精神の健康を促進するために、体内に存在している分子の最適量を用いることである、と書いている。また、盟友だった故ライナス・ポーリング博士の言葉を引用し、「分子整合療法は、脳の重要な正常成分の最適濃度を、個々の人に提供することで、多くの精神疾患患者のえり抜きの治療法になるかもしれない」と紹介している。

さらに、ポーリングの分子整合精神医学の定義、「ビタミンのような、人体に正常に存在している物質の濃度を変えることで、精神的健康を達成し維持すること、それが分子整合医学のもっとも大きなテーマの一部分である。おそらく脳の機能は、他の器官の機能よりももっと敏感に、分子的構成と構造に依存しているだろうからである」という言葉に、より力点をおいて紹介しているのである。

日本語で「分子整合精神医学」と紹介すると、なにかむずかしく聞こえる。しかしここに、栄養と犯罪、あるいは精神疾患との関係の原点があるのである。分子とは、糖やビタミンやミネラルなどの、物質の最小の単位である。

わかりやすくいうと、脳の正常なはたらきには、ビタミンやミネラルの安定した供給が不可欠であり、これが欠乏したりバランスが崩れたりすることで、精神疾患といわれる症状や、犯罪とみなされる反社会的行動が出現する、という見地である。じつに説得力がある理論である。

ホッファーはこの立場で、精神医学の最大の問題である「統合失調症」の発症原因と治療法を探究し、ビタミンB_3（ナイアシン）による治療法を開発し、画期的な成果をあげてきた。

しかし残念なことに、こうした医学は現代医学の主流ではない。あとでくわしく述べるが、ほとんど薬物療法のみにたよる通常の精神医学は、まったく栄養を無視している。

患者とその家族にとっては、ほんとうに不幸なことである。これでは、国の医療費支出も増大するばかりと思う。

3　脳の機能低下が行動を異常にする

中学生などによる凶悪事件があとを絶たない。しかも刃物を使用しての殺傷事件である。ひと昔前なら、中学生による殺人事件が発生すると、ひとつの事件でも社会に与える影響はとてつもなく大きかった。しかし今は、中学生による暴力事件、殺傷事件はめずらしくない。日常化しているのである。

神戸の中学生による小学生殺傷事件（一九九七年）、佐賀のバスジャック事件（二〇〇〇年）は、自宅療養か病院への隔離かなど、精神医学の治療法に大きな一石を投じた。司法の精神鑑定のあり方の見直しにまで発展したことは、ご承知のとおりである。

「心の教育」が強調されたが……

神戸の事件の直後、文部大臣（当時）が中央教育審議会に「心の教育」を諮問《しもん》した。この凶悪事件についてさえ、心と教育という次元でしか問うことができない、この国の教育行政のトップに失望の念がわいてきた。マスコミも、このような発想の貧弱さを鋭く批判することはなかった。

だいたい教育といえば、心を豊かにするいとなみで、心の教育は今にはじまったことではない。問題の本質が心であったとしても、その〝病める心〟を生みだしたものが、教育という次元の問題なのだろうか。もしそれが、教育とは別次元の問題から発していることとしたら、学校ごとにカウンセラーを配置しても、抜本的な改善策とはならないはずである。

そもそも日本では、心の次元だけでなく、栄養という生物的な次元にも目を向けて援助できるカウンセラーは、養成されていない。

脳と栄養の関係、栄養と犯罪、栄養と精神疾患という関係を理解しないことには、適切な援助はできない。若者の暴力、さらには親たちの幼児虐待、通り魔事件、配偶者への暴力、車内暴力、機内暴力など、〝暴力列島〟といいたくなる現状も、〝心〟の根底の次元にせまらなければ、増加の一途をたどるばかりだろう。

4　精神的健康と栄養の公聴会（アメリカ）

一九七七年六月、アメリカ上院でジョージ・マクガバンを委員長とする、栄養問題特別委員会の公聴会が開催された。テーマは、「精神的健康と発達にかんする栄養の影響について」であった。

その証言者のなかに、オハイオ州キュヤホガ裁判所の保護観察官、リード女史がいた。以下は、彼女自身の体験から、犯罪者に低血糖症が非常に多いことに気づいたことの証言記録の一部である。

リード女史の証言――食生活こそが問題だった

リード女史は、ストレスが多かったとき、ふるえ、うつ、疲労を感じて、空白の時間が起こるようになった。あるとき、ビルの二階から階段をおり、トンネルを通って別のビルの九階へエレベーターで上がり、ある弁護士に話しにいったが、どのようにそこに行ったのか、何を話したのかも少しも覚えていなかった。

医師に話したところ、それは緊張からなので、安定剤を使うように言われた。彼女はそれをのまず、他の医師を訪ねた。やはり安定剤を使うよう言われた。安定剤をのまずに改善法を求めているうち、ハウザーという栄養研究家の書いた本に出合い、その勧めにしたがったら、健康が回復した。

そのとき彼女が気づいたのは、万引事件でまわされてきた女性の多くが、貧血、甲状腺障害、更年期障害をもっているという、客観的事実だった。さらにその後、低血糖症を説明している一冊の本に出合った彼女は、栄養と犯罪の関係にめざめたのである。

一九七四年、劇的な事件が発生した。ある男が銃を持って、妻と二人の子どもと一緒に、家に閉じこもったのである。彼は妻子を殺し自分も死ぬつもりだったが、えんえんとつづいた警察官の説得で、銃を投げ捨てて出てきた。彼はすぐに精神病院に送られ、安定剤の投与がつづいた。

事件後一週間ほどしたころ、リード女史は彼に面会し、精神状態をテストしたうえで、ナイアシン（ビタミンB_3）を多く含む、抗ストレス・ビタミンのサプリメント（栄養補助食品）を与え、野菜やタンパク質をとらせた。

事件を起こす前の彼の食生活は、じゃがいもと豆、発泡性飲料、ポテトチップスなどだった。リードは彼の妻に、毎週新しい野菜をとることを指導した。

五か月後、彼はリードのオフィスに飛び込んできて、生き生きと輝くような笑顔で「私は三十一歳にして、気分がよいということがどんなことか、初めてわかりました」と言ったのである。

リードは、百六人の犯罪者のチェックリストを研究としてまとめているが、その前書きには、次のように書かれている。

「アルコールや薬物の問題のある人たちが、一貫して私に話したことは、十、十一、十二歳という少年少女期の食事に、砂糖、清涼飲料などの摂取が多かったことです。彼らに守るよう励ましたのは、砂糖なし、低でんぷん、すべてのジャンクフードをやめることでした。そしてその後、人格の変化が早く、劇的であることがしばしばでした。栄養のよい食事をつづけた人で、裁判所にもどってきた人はいませんでした」

レッサー博士の証言――〝回転式ドア〟精神医学

アメリカの精神科医マイケル・レッサー博士も、この公聴会で証言をした。精神医学の根本問題にふれているので、やはりここで紹介しておきたい。

私はここで、新しい科学と医学の分野、分子整合精神医学のことを話したいと思います。分子整合というのは、ポーリング博士によって、一九六八年につくられた新しい言葉で、「正しい分子を正しい量に」という意味です。健康を維持し病気を治すために、体内に存在している物質の最適な濃度を供給する、ということです。

この概念が生まれたのは、この分野での最初の業績が出てから、二十年後のことでした。その最初の業績は、カナダのホッファー博士とオズモンド博士によるもので、勤務していた精神病院で、ビタミンを用いはじめました。

驚くべき結果がでました。ナイアシン、ビタミンC、それに高タンパク、炭水化物制限という食事で、入院中の統合失調症患者の82％が改善されたのです。

残念なことに、彼らの業績は、ほとんど注目されませんでした。この発見と同じころ、アメリカで重い精神病の治療に、精神安定剤が導入されたからです。

精神安定剤は、初めは非常によいものと思われました。患者は以前よりもずっと早く退院できるようになりました。それはアメリカの精神病院の姿を、閉ざされたドアに鍵のかけられた〝蛇の穴〟精神医学から〝開かれた〟精神医学へと変えました。

しかし不幸なことに、時がたつにつれて、精神安定剤は初めに思われていたようなものではないことがわかってきました。今日では〝回転式ドア〟精神医学と呼ばれています（患者がまたそのドアから入ってくる）。

精神病院に長期間いる患者が少なくなったのは事実ですが、精神安定剤の出現いらい、精神病院への入院はふえています。精神安定剤が、統合失調症など、精神疾患を治せないのは明白です。それは化学的拘束衣となるので、静かにさせるのです。

レッサーは今から二十五年前にすでに、「精神安定剤は化学的拘束衣」と言いきっていた。しかし、通常の精神医学では、そのような薬しか使おうとしない状態がつづいている。栄養に目を向ける精神科医はほとんどいない。

5　低血糖と栄養欠乏で凶暴になる

私たちの体は、血糖値が1dℓ中60～160mgに保たれるようにできている。この血糖値が50以下になる人がいる。それが低血糖症である。ある時点から一時間以内に血糖値が50以上下降した場合や、絶食時の血糖値より20以上下降した場合なども、低血糖症と診断される。

低血糖というと、ふつうは糖尿病で血糖値を下げる薬をのんでいたり、インスリン注射をしている人に表れるということが知られている。低血糖の症状としては、空腹感、あくび、脱力感、頭重感、冷や汗、ふるえ、動悸《どうき》、けいれん、性格の変化（凶暴になったり、その反対もある）、意識障害などがつぎつぎに表れる。

糖尿病患者の低血糖の場合、少量の糖をとることですぐに回復する。そこで低血糖になったら糖をとればよい、という考えになる。ところが少糖類のとりすぎでインスリンが過剰分泌され、そのために低血糖を起こしている人がいるのである。これが「食原性の低血糖症」である。この知識がないと、原因となっている糖をさらにとらせることで、悪化させてしまうことになる。

なぜ〝攻撃ホルモン〟が放出されるのか

体の動きを順を追って説明すると、低血糖になると血糖値を上げるため、副腎からアドレナリンというホルモンが放出される。これが肝臓を刺激し、グリコーゲンを出させて血糖値を上げる。このホルモンは〝攻撃ホルモン〟と呼ばれるもので、危機的な場面に直面したとき、たたかうために心臓を活発にさせ、攻撃性を高めるホルモンである。このために、低血糖になると攻撃的になるのである。

ビタミンやミネラルの欠乏も、人の行動を異常にする。

ビタミンB_1が欠乏すると、人はけんかしやすくなることが、実験でたしかめられている。カルシウムは、〃自然の精神安定剤〃といわれるくらい、神経に関係があり、神経の異常興奮をおさえるはたらきがある。そして、次はマグネシウムである。マグネシウムの欠乏もまた、人を興奮させる。インスタント食品や、肉加工品などの食品にふんだんにつかわれている、添加物のリン酸は、カルシウムやマグネシウムを低下させるといわれている。

また、鉛やカドミウムの有毒金属の体内蓄積は脳に影響し、凶悪犯罪を起こさせることもある。シャウスの研究では、暴力犯罪者の毛髪から検出された鉛とカドミウムは、通常よりも多かったことが確認されている。

千葉市のマリヤ・クリニックの柏崎良子院長は『栄養療法の手引』を発行している。低血糖症のことがくわしくとりあげられているので引用しよう。

血糖低下が起こると、それに対処するため、副腎からアドレナリンとノルアドレナリンが分泌される。これは大脳辺縁系を刺激し、怒り、不安などの情動変化を起こしやすい。

攻撃ホルモンといわれるアドレナリンは、怒り、敵意、暴力といった攻撃的な感情を刺激し、反対にノルアドレナリンは、恐怖感、自殺観念、強迫観念、不安感といった感情を起こす。

ノルアドレナリンは大脳皮質前頭野46野の神経伝達物質となっているので、低血糖などによりノルアドレナリンの濃度が急上昇すると、理性的な判断ができなくなり、発作的な感情に支配されてしまう。いわゆるキレる症状である。パニック障害も同じメカニズムによって起こると考えられている。

6　低血糖と統合失調症のかかわり

ここで具体例をあげて、低血糖と統合失調症の関係に目を向けてみたい。

統合失調症と診断され、十年間も薬の投与を受けてきた女性がいる。その父親から相談を受けたとき、薬のリストのなかに、低血圧のための薬があることに気づいた。低血糖症の人は、低体温で低血圧の傾向があるからである。あとで精神科の薬の副作用にも低血圧があることを知った。

すぐに父親に血糖値のことをきいたが、この十年そういう検査はされていない、ということだった。千葉市のマリヤ・クリニックのことを伝えたところ、三日後ぐらいに同クリニックで検査してもらった。十日ほどたって、送られてきた検査結果をみると、血糖曲線ははっきりと低血糖を示していた。最初の絶食時の採血から、二時間半後に血糖値が44という、ひどく低い値になっていた。

父親の話では、十年間に七か所の精神科で診察を受け、今は某国立大学付属病院精神科に通院しているとのこと。その間どこでも、血糖値は問題にされなかったという。「今にして思えば、食後二時間半あたりで荒れました」と言っている。

この女性の場合は、ビタミンB_3（ナイアシン）を主にしたビタミンB群、それに亜鉛のサプリメントの投与で、改善の方向に向かっている。

統合失調症については、第五、六章でくわしく述べるが、低血糖のときに多く分泌されるアドレナリンが、酸化して生成されるアドレノクロムこそ、さまざまな幻覚を起こす物質なのである。

日本の医学界では、まだ低血糖症はほとんど問題にされていない。低血糖症の診断、治療ができるのは、まだマリヤ・クリニックだけではないだろうか。

ブドウ糖を唯一のエネルギーにする脳にとって、低血糖は決定的な危機である。レッサー博士によれば、神経症患者の85％が低血糖症だった。また同じアメリカの精神医学者、ファイファー博士は、統合失調症患者の20％に低血糖症を見いだしているのである。

7　氾濫する砂糖飲料・砂糖菓子の恐怖

息子に暴力をふるった父親の食生活

ある父親（教員）から聞いた、わが子への暴力の話である。

「中学二年の息子が、夏休みの宿題を未消化のまま学校にもっていくというので、頭に血がのぼり、顔面を平手打ちし、そのうちコブシで殴るようになりました。不思議なことに一度暴力をふるいはじめるとなかなか止まらず、つぎつぎと行動にでてしまいます。もう止めようという気持ちがありながら、くり返してしまうのです。息子の顔面が腫れあがり眼球に出血がありました」

なんとも痛ましい話である。親きょうだいに暴力をふるう少年がいる一方で、わが子に暴力をふるう親がいることも否定できない。このケースは、父親の職業が教員であり、まさかと思いたくなるような異常行動である。ささいなことで怒りが爆発するとしても、明らかに行き過ぎた制裁である。感情コントロールができなかった典型的な例である。

教員であるこの父親の食生活を聞いて、さらに驚くことになる。

「私の好きなものは、清涼飲料、チョコレート、キャラメル、アイスクリームなど。それにインスタントラーメン、菓子パン、ハンバーグ、ソーセージ、ウイスキー」と答えたからである。

好きだから食べるという安易な食生活では、必ず栄養摂取が不適正になる。この父親の食生活も、低血糖症となる条件をみごとにそなえた食生活である。清涼飲料に加え、甘いものの大量摂取は、やがて低血糖症をひき起こす。そこにアルコールが加わっている。

こうした症状の人は、食生活を改善することで、すぐに症状が改善すると思う。チョコレートなどの菓子類、清涼飲料、人によっては缶コーヒーなど、砂糖、カフェインの多いものをやめるか極度にひかえることで、キレることもなくなるはずである。

砂糖の大量摂取はインスリン過剰分泌を起こす

砂糖の大量摂取が低血糖症につながることは、ほとんど知られていない。医師にさえもである。砂糖はブドウ糖と果糖という二つの分子が結合している二糖類で、分解吸収されるのが早い。量が多いとすぐに高血糖になる。

穀物やいもは、分子が何千何万と結合している多糖類なので、分解吸収されるのがゆっくりである。エネルギー源の安定供給にふさわしい食べものである。分解吸収が早ければよいというものではないのである。

さて、高血糖になると体はそれに対処するはたらきをする。膵臓《すいぞう》という臓器からインスリンという、血糖を降下させるホルモンが出て血糖を下げる。しかし、そのインスリンが過剰に分泌されれば、血糖は低くなりすぎてしまう。低血糖である。

じつに恐ろしい砂糖のコマーシャル

一九九七年の秋に、砂糖業界はテレビコマーシャルを流しはじめた。あるジャーナリストが私から取材して、低血糖症候群のことを冒頭にあげて、子どもの脳が危ないという記事を週刊誌に書いて、まもなくのことである。

そのコマーシャルの画面には、逐次《ちくじ》的に三つの文字メッセージが現れた。第一メッセージは「脳のエネルギーになるのはブドウ糖だけです」、第二メッセージは「お砂糖はブトウ糖と果糖が結びついたものです」、そして第三メッセージが「あなたの脳にお砂糖は足りていますか?」である。

第一と第二のメッセージは、そのとおりである。しかし、第三メッセージが大問題である。砂糖をとらなければ脳がはたらけない、という意味を伝達してしまう。砂糖をとらなければ脳ははたらけないのか。もしそうならば、太平洋戦争中の砂糖なしの時代には、みんな死んでしまったはずである。

よく読むと第二メッセージも、脳のエネルギーになるブドウ糖の摂取源として、砂糖しかあげていない。視聴者への公正なメッセージとしては「お米には、分子がすごく多い糖質と、それをエネルギーに変換するのに必要なビタミンB群が含まれています」を加えるべきである。

「あなたの脳にお砂糖は足りていますか?」とは、じつに恐ろしいコマーシャルである。二〇〇一年二月、岩手県のある農業地域で講演したが、主催者が懇親会を開いてくれた。そのときにある教師が話してくれたのが、その家庭でのできごとだった。

おばあちゃん、つまり母親が、砂糖のこのCMを信じこんで、孫にもっと砂糖を与えろと、妻に命じた。妻はそれに反対し、その後も砂糖をめぐって口争いがつづいている、というのである。

テレビのCMは、信じこませるために、プロがたくみに映像を、音楽を、言葉をあやつり、マスメディアに流すのであるから、多くの人が信じこむのは当然である。この砂糖のテレビCMの効果は絶大なものだろう。

8　欲望をそそりつづける現代社会

食生活の重要性は、たいていの人がわかっている。わかっているけど、しっかりした食生活ができない。なぜか。その根本原因は、現代社会にひそむさまざまな誘惑にある。

ブームをあおるような、若者むけの宣伝のかずかず。特定の炭酸飲料をのまなければ若者でない、と思わせるようなテレビCM、子どもをターゲットにしたチョコレートやスナック菓子のCM、ブームのようなファストフード店やコンビニでの消費をあおるCMのかずかず。砂糖については前にとりあげたとおり。ともかくCMどおりにしないと、〝時代遅れ〟と思いこんでしまうようにさせる、たくみな手法がまかり通っている。

これでもかこれでもかと、押し寄せるコマーシャルにさらされて、インスタント食品や砂糖菓子を消費しないことのほうがむずかしい。

しかし賢い消費者として、健康な心身を維持するため、こうした誘惑をはねのけることが、ちょっとした勇気と知識でできるのである。

まず、前にも述べたが、糖質にかんする基本的な知識をもつことである。糖類のなかでも穀物やいもに含まれる多糖類は、主食として不可欠であるということ、砂糖などの少糖類は、分解吸収が早すぎ、とくに精白された砂糖は、ビタミンBやカルシウムを消耗させる。こうした糖質のちがいを、しっかり認識することである。

インスタント食品でよいのか？

インスタント食品は数多いが、満腹感は得られても、栄養素を十分にとれるのか、このことを認識する必要がある。たとえば、カップめんにはビタミンB_1、B_2、カルシウムが添加されている。添加しなければ栄養素が足りないことの証明である。添加したから各栄養素は十分か、その保証はない。ビタミンB_3はどうか、亜鉛はどうか。

ただ空腹をいやすこと、化学調味料で味わうことはできるだろうが、これで健康を保てるわけがない。

私は、長期にわたるインスタント食品依存の食生活をした人が亡くなった話を、全国規模で聞いてきた。

東北のある小学校で授業中に倒れた子がいたが、診断は「くも膜下出血」だった。子どもに起こるのは不思議だと思って、家庭の食事が調べられた。カップラーメンだけの食事をしている家族だったという。

四国で聞いた話。スーパーでの買い物で、いつもカップラーメンを山ほど買う主婦がいた。息子二人が相次いで死亡、娘は心臓を病んでいるという。わが家ばかりがなぜと、相談にいった先は祈禱師だったという。

東北のある地域の農協婦人部は、インスタントラーメンと清涼飲料をたくさん買おうという運動をした。まとめて買うと安くなるし、利益が活動資金になるから、というのが動機だった。その地域で、小学五年の男の子が亡くなったが、母親は「ほしがるから朝からインスタントラーメンを食べさせていた」と、悔《く》やんでいた。

猟犬にカップラーメンを与えていた人がいた。猟に出て鳥を撃ち落としたので、その犬を走らせようとしたが、走れなかったという。それからカップラーメンを与えるのをやめたという。

カップラーメンを食べつづけたい人は、ペットに与えつづけて、観察してみたらどうだろうか。かわいそうというなら、それを食べている自分もかわいそう、と認識すべきだろう。

著者のある日の食事

食事を論じている著者は何を食べているか、読者は知りたがるというので、ある日の食事を紹介しておこう。

朝食＝米飯（七分づき米と麦など五穀）、みそ汁（じゃがいも、いんげん）、納豆、甘塩鮭、らっきょう、梅干し、金時豆、焼き海苔、デザートにりんご。

昼食＝食パン（黒米、黒豆、黒ゴマ入り）、コーンスープ、野菜サラダ、トマト、キャベツの油炒め、ゆで卵、西瓜。

夕食＝米飯（七分づき米と麦など五穀）、えぼ鯛の干物、ホウレン草のおひたし、なすの油炒め、いちじく。

食後のサプリメント＝ビタミンA、B群、C、E、鉄、カルシウム、マグネシウム、コエンザイムQ10、コンドロイチン・グルコサミン、鮭亜鉛（核酸食品）、玄米酵素、ボラージオイル、銀杏葉エキス、高麗ニンジン。

これは一例であり、ベストというものではない。

米とみそ、すなわち、ごはんとみそ汁を食事の中心と考えることが大事ではないだろうか。

「気」の中心は「米」

気力、元気、やる気、気迫、本気、「気」という字でいろいろな語がつくられている。「気」という字は、戦前までは「氣」であった。中心が「米」である。字源の意味は、食料として贈られる米であった。「气」は立ちのぼる山氣で、音を表すためにつかわれているという。

病気、根気、正気、陽気、陰気、気持ち、気分、気合、気質、士気、色気、殺気、狂気と、気の字をつかった語は多い。気の中心は米とみなして、仮説をたててみるとおもしろい。元気のよい人は米をしっかり食べているだろう。根気がない人は、米をしっかり食べていないのだろう。殺気をかもしだすような攻撃的な人は、米をしっかり食べていないのではないか。狂気の人も米をしっかり食べていないのではないか。

昔の人は「腹がへってはいくさができぬ」と言った。戦国の世では兵糧をたくわえることが大事だった。それはなんといっても米とみそである。武田信玄は自らみそをつくり、それは「信玄みそ」と名づけられた。

よい人生を生きぬくための基本は、まず食事である。

「わかっている」けど実行しない人たち

ある医療ジャーナリストの話である。企業などでつくっている健康保険組合から講演をたのまれた。この組合は、組合員（被保険者）の健康づくりに重点をおき、さまざまな健康教室を開催している。専属の管理栄養士が高血圧の患者の食事メニューを提示し、必要な人に個別指導をしているとのこと。しかし、その場では殊勝に耳をかたむけるものの、一週間もつづかないケースがほとんどだという。

「わかる」というのにも、腹の底からわかるとか、身にしみてわかるとか、深い意味のわかるから、わかったつもりのわかるまで、ほんとうに度合いはさまざまである。

私は、低血糖症と思われる人には、体温はどうですか、血圧はどうですか、頭痛は、不眠はなど、予想される症状をきいてみるし、食生活についても、甘い菓子やジュース、コーヒーなどのとりかたもきいてみる。いままでは、そうした関連を考えてもみなかった人が、「ああそうだったのか」とわかることも多い。

しかし世の中は、そういうことがわからなくなるようになっている。たとえば、学校でも病院でも、文化センター、公民館、警察署、郵便局、少年院でも、甘い飲料の販売機が設置されている。食の重要性がわかりにくくなっている世の中である。

たった一回の人生をどう生きるか、自分の食事にかかっている。

第二章

ビタミンとミネラルの重要性

1　最大限にいかそうサプリメント

ついに百円ショップにまで、マルチビタミン剤が登場した。ここ数年のサプリメントブームは、老若男女を問わずひろがりをみせている。また、海の深層水や採水地パックの水（ミネラルウオーター）も出まわっている。無農薬野菜や玄米、発芽米、胚芽米など、自然食を大事にする人も少なくない。

アメリカでは、食卓に当然のようにビタミン剤などの栄養補助食品がのっている。スーパーで自由にビタミン剤を買うことができ、必要に応じて、そのカプセルを口の中にほうりこむ。「ビタミンショップ」という、サプリメント専門店もある。

日本でも、あるていどはスーパーで販売されるようになり、アメリカなみに近づいてきた。

必要な栄養素をどうとるか

本来は食事でとるべき栄養素を、サプリメントで代用してよいのだろうか。こういう疑問がわくかもしれない。当然の疑問である。しかし、食物でとれるはずの栄養素は、いつの時代でも同じにとれるのだろうか。農薬・化学肥料で土壌は力を失い、ハウス栽培では日光を直接浴びない。農産物のビタミン、ミネラルは減少しているのである。穀物、野菜を十分に食べていても、昔ほどの栄養素をとれないとみたほうがよい。さらに、食品加工でそれらはますますへっていく。

ビタミン広報センターでは、米国CRN（全米栄養評議会）の科学情報を公表した。マルチビタミンやその他のサプリメントの継続摂取は、健康増進や疾病予防に効果があること、マルチビタミン（ミネラルを含む）や単一栄養素（カルシウムや葉酸など）の摂取は、衰弱している高齢者の免疫機能の強化や二分脊髄《せきずい》のような神経管欠損症のリスク低減に効果があることなどが報告されている。

日本でも、ビタミン・ミネラルなどのサプリメントが、薬局、スーパー、さらにはコンビニでも入手可能になった。しかし、まだアメリカなみでないところもある。たとえば、あとでくわしく述べるビタミンB_3を主成分とするサプリメントは市販されていない。アメリカなど海外からの個人輸入でもとめなければならない。

ビタミン情報の重要な部分でも、まだまったく知られていない部分もあるので、視野を広くしておくことが必要である。

ビタミンって何？

ビタミンという言葉は、小学生でも知っている。しかしビタミンとは何か、という単純な疑問に答えられる人は多くない。ビタミンとは、人が生きていくうえで必要な、体の生理機能を受けもっている栄養素のことである。ホルモンのように体内でつくられることはなく、食物からとらなければならない。その食物の成分のうち、糖質、脂質、タンパク質以外の有機化合物のことである。

必要な摂取量はごく微量といわれてきた。その単位は㎎、μグラムで表される。ビタミンの欠乏がさまざまな病気の原因であることがわかってきた。ビタミン欠乏と病気との関連が解明されていなかったころの代表的なエピソードが、明治時代の脚気《かっけ》（東洋の米食民族に多く発生した多発性神経炎。副食の貧弱な白米食が原因だった）

をめぐる、陸軍と海軍の医学のちがいである。

森鷗外と脚気

ビタミンの存在が未解明だったころ、脚気《かっけ》は謎の病気として恐れられていた。この病気の有力な原因として考えられていたのが、伝染病や中毒だった。

明治初期、当時の海軍軍医だった高木兼寛は、軍艦の乗組員の米食に麦を入れた。これによって脚気がなくなり、海軍は脚気を克服するのに成功した。一方の陸軍では、軍医の森林太郎（鷗外）が栄養障害説を否定し、白米食をつづけさせたため、日清戦争、日露戦争という二回の大戦争で、じつに多くの犠牲者を出したのだった。

当時は、ビタミンという概念すら明確に位置づけられていなかったため、〝白米病〟と呼ばれたりした。やがて精米した白米には栄養素が不足しており、米ぬかの部分にそれらが含まれていることがわかった。鈴木梅太郎が、米ぬかから脚気に有効な成分を発見し、それがオリザニンと名付けられた。チアミン、すなわちビタミンB_1であった。

栄養欠乏による病気として、ビタミンD欠乏によるくる病、ビタミンC欠乏による壊血病、それにビタミンB_3欠乏によるペラグラなどが、次第にわかってきた。

鈴木が在職した盛岡高等農林学校は今、岩手大学となっているが、大学構内には「鈴木梅太郎によるビタミン研究、ここにはじまる」という記念碑が立てられている。脚気はビタミンB_1で治るのだが、あとで述べるように、謎とされてきた統合失調症が、ビタミンB_3などの栄養補給で治るとしたら、「ビタミンB_3と統合失調症への効果の研究への着目も」岩手大学からということになる。

ミネラルって何？

ミネラルという言葉は「からだによさそう」と思わせるのに十分な響きをもつ。実際、日常会話のなかで「ミネラルが豊富よ」とか「ミネラルたっぷり」とか、ふつうに使われている。このミネラルも、ビタミンと同じように、本当のことは意外と知られていないのである。

私は、栄養学を学んでいる短大生に、ミネラルの種類を書かせたことがある。ミネラルウオーターと書いたり、ビタミンと書いたりしたものもいた。もちろんカルシウム、マグネシウム、亜鉛、鉄など主なものを書けた学生もいた。

人の細胞の内外に含まれているミネラルは三十種類にものぼり、代表的なものとしては、骨や歯の主成分となるリン酸カルシウム、脳にあるカリウム塩、細胞外液中のナトリウム塩などである。カルシウムは神経の異常興奮をおさえる作用もある。マグネシウムも欠乏すると興奮を起こす。このほかリン、鉄、亜鉛、硫黄、ヨード、コバルト、マンガンなどである。マンガン欠乏の動物は、子育てしなくなるので、〝愛情のマンガン〟というニックネームがつけられている。

最近の研究では、鉄の欠乏も精神症状を起こすことがわかってきた。土壌がやせてきたため、農産物に亜鉛も少なくなったうえに、添加物の多い加工食品が亜鉛を低下させるので、亜鉛欠乏の人も多くなり、大きな問題になっている。亜鉛欠乏は、味覚障害、食欲低下、男性では前立腺肥大を起こす。性機能の低下ももたらす。血糖降下作用のホルモン、インスリンの生成には亜鉛が必要なので、糖尿病治療においても、きわめて重要である。

2　脂溶性ビタミン

ビタミンA——目と粘膜のビタミン

ビタミンAは、ウナギ、牛、豚、鶏のレバー、牛乳などに多く含まれている。また体内でビタミンAに変換するカロチンは、ニンジンやホウレン草、ダイコン葉などの緑黄色野菜に含まれており、脂溶性のため油炒めなどのほうが摂取効率が高まる。

ビタミンAは、視覚機能に関係する重要なはたらきをになっており、これが不足すると夜盲症（とり目）になる。これはビタミンAが、暗い光を感じる物質の材料であるためと考えられている。またビタミンAは目や口腔、消化器などの粘膜とも大きくかかわっていることがわかっており、その欠乏は角膜の乾燥や皮膚のカサカサ感として表れることもめずらしくない。

不眠、疲労、うつ、それに末端の神経痛は、ビタミンA欠乏のサインであるかもしれない。神経性食欲不振では、ベータカロチン型のビタミンAが、血液中で著しく高いことがある。ビタミンはみな必須の栄養素であるが、脂溶性のビタミンの過剰摂取はこわい。ビタミンAの過剰は、脳の中の体液の圧力を増大させ、膨張させる。体重減少、皮膚の乾燥と萎縮《いしゅく》、脱毛、眼がひりひり痛む、骨の脱灰と自発的骨折、いらいら、うつ、唇のひび割れなどは、ビタミンA過剰のサインの可能性がある。最適量のビタミン摂取を心がけることである。

ビタミンD——化骨促進のビタミン

ビタミンDは、腸からのカルシウムとリンの吸収を増大させ、骨の正常な発達のために必要である。

このビタミンは、イワシやシイタケ、シラス干し、バターや卵の黄身に多く含まれている。骨の形成に不可欠なので、欠乏すると幼児期にはくる病、青年期には骨軟化症になることがある。骨の形成には活性型のビタミンDが必要であり、そのために不可欠なのが日光の紫外線《しがいせん》である。

ビタミンDは〝日光ビタミン〟といわれるが、それは太陽光線が皮膚の脂に作用することによっても、つくられるからである。

乳製品には合成のビタミンD_2が補われたので、アメリカでは、くる病はまれになったが、動脈硬化がふえている。合成ビタミンD_2の過剰と考えられている。

牛からとったばかりの乳は、自然のビタミンD（D_3）を含んでいる。低温殺菌の加熱工程は自然のビタミンD_3を大きく破壊するので、合成ビタミンD_2（紫外線を照射されたエルゴステロール）が加えられる。本来存在していた分のおよそ十六倍である。ビタミンDは、カルシウムを組織に貯蔵《ちょぞう》するはたらきをする。照射されたエルゴステロールの食品への添加のため、高カルシウム性疾患が増加してきた。

自然のビタミンDは、体の軟組織のこの病理的石灰化を起こしにくい。また、ビタミンC、E、およびビタミンBコリンを多量に同時に用いることで防ぐことができる。

ビタミンE——抗酸化・老化予防・性のビタミン

ビタミンEは、すべての穀物、ナッツ、それに種の油の中にある。豊かな供給源としては、小麦胚芽油、綿花種油、サフラワー油である。ただし冷却圧搾されていればである。精製された油には残っていない。

ビタミンEは脳その他の重要な器官、とくに性腺、副腎、下垂体に見いだされる。心身の健康のために、それらがよく機能することが必要である。

次のような、更年期症状を、ビタミンEの投与で非常に改善させた報告がある。神経過敏、疲労、不眠、心悸亢進《しんきこうしん》、めまいなど。

ビタミンEは抗酸化作用が強く、活性酸素による体の細胞の不飽和脂肪の過酸化を防ぐので、抗酸化ビタミンといわれる。細胞を損傷させるフリーラジカルの形成も、防いでくれる。そのような損傷が老化の原因といわれているので、ビタミンEは老化防止のビタミンでもある。

またビタミンE欠乏は、生殖不能になるので、性のビタミンでもある。

ビタミンK——血液凝固のビタミン

ビタミンKは、血液を凝固《ぎょうこ》させる因子（プロトロンビン）をつくるのに必要な物質で、不足すると出血しやすくなる。キャベツ、納豆、ホウレン草、トマト、レバーに多く含まれている。腸内細菌によって合成される。このため、抗生物質の多用などで腸内細菌が少ないと、ビタミンKの産生が減少することもある。

3　水溶性ビタミン

ビタミンB_1（チアミン）——消化と精神のビタミン

ビタミンB_1（チアミン）は、胚芽米や玄米、麦類、大豆、落花生、酵母、レバーや肉類に多く含まれている。

これが欠乏すると脚気《かっけ》になることはよく知られている。全身脱力感、食欲不振、動《どう》悸《き》や息切れなどの症状が表れる。進行すると血圧低下や急性心不全になる。日本では「脚気衝心」という言葉があった。

ビタミンB群は糖質の代謝に必要なビタミン、すなわち糖質がエネルギーになるために必要なビタミンで、とくに神経作用に関係が深いので、〝神経ビタミン〟といわれる。

軽いB_1欠乏でも無感動、錯乱、情緒不安定、興奮性、うつ、悲運が迫っている感じ、疲れ、不眠、頭痛、消化不良、下痢、食欲不振、体重減少、手足のしびれや熱くなる感じが起こる。

アメリカのメイヨー・クリニックではB_1欠乏の人体実験をおこなったが、三か月以内で、実験志願者の全員が、興奮しやすい、うつ、けんかしやすい、非協力的、そして、わけもなく何か不幸が待っているというおそれを感ずる、という状態になった。二人は騒ぎたて、人生はもはや生きるに値しないと感じ、自殺のおそれにおびやかされた。全員が自分の仕事での能率が下がった。これは無気力、集中力欠如、思考の混乱、記憶の不確実に帰せられるものだった。

彼らは頭痛、背中の痛み、月経痛、緊張、蟻走感《ぎそう》（虫がはう感じ）、痛みにたえられない、音に過敏なども訴えた。やがて低血圧、貧血、代謝率低下、心悸亢進《しんきこうしん》、息切れを経験し、心電図は異常になり、何人かは心臓が大きくなった。

四か月をすぎてひどい頭痛、吐き気、それに嘔吐《おうと》が起きたので実験が中止され、B_1が食事に加えられた。二、三日のうちに彼らは快活になり、疲れなくなり、活力が出て、健康感と精神的機敏さを報告した。心臓は十五日で正常になった。

医療ミスでB_1欠乏、重い記憶障害

手術のあとの点滴注射のさい、必ず補給するべきビタミンB_1を補給されなかったために、重大な記憶障害におちいった人がいる。仙台の人である。朝何時に起きて、朝食は何を食べたのか、一時間もするとまったく思いだせない。記憶の積み重ねができなくなってしまったのだ。

食事をしたことさえ記憶に残っていない。娘の顔も覚えられない。娘がいることも忘れてしまう、である。

補償請求の裁判で、病院は一億三千万円の補償金を支払うことになったが、脳におけるビタミンB_1の決定的重要性をあらためて明確にした医療過誤事件であった。同じ過誤が他の複数の病院でもあったことは大きく報道された。

白米、精白粉、白砂糖、アルコールはB_1欠乏を起こす

白米、精白粉、白砂糖、アルコールはみな、B_1欠乏を起こす。それらは体にカロリーを供給するが、それらのカロリーをエネルギーに変換するのに必要なB_1が、加工過程でとり去られてしまっているのである。たばこやカフェインのような刺激物も、B_1を燃やしつくし、欠乏を生みだす。またコーラ飲料もカフェインを含んでいるし、チョコレートもそうである。

ビタミンB_2（リボフラビン）——酸化還元と皮膚のビタミン

菜食主義者はビタミンB_2欠乏になりやすい。牛乳、レバー、舌、臓器の肉に多いビタミンなので、菜食主義者は欠乏になりやすいのである。もっとも豊かな補給源はビール酵母である。

ビタミンB_2の重要なはたらきは、成長促進作用である。代謝過程では、さまざまな酸化還元酵素の補酵素としてはたらく。B_2の必要性は、タンパク質や炭水化物の消費の増大とともにましていく。妊娠、授乳期間、傷の治療、悪性腫瘍《しゅよう》のとき、新しい細胞の成長を促進する。

B_2が欠乏すると、眼は体液を分泌し、瞼《まぶた》はかさぶたができて熱をもつ。そうなった人は頻繁《ひんぱん》に、眼をこすったり、ふいたりする。眼は充血し、皮膚の表面に小さな血管が現れる。皮膚はあぶらぎってくるが、鼻、口、耳のまわりの鱗《うろこ》状になった部分がはげ落ちる。音に対する過敏がビタミンB_1の初期症状であるのに対して、光に対する過敏がB_2欠乏の初期症状である。黒っぽいメガネをかけると楽になる人は、B_2の欠乏を疑うのがよいかもしれない。

B_2欠乏は脱毛、眉毛《まゆげ》の消失、さらにはげ頭さえ生ずる可能性がある。

ビタミンB_3（ナイアシン）――皮膚と精神のビタミン

ビタミンB_3（ナイアシン）は、ニコチン酸、ナイアシンアミド、ニコチン酸アミドともいわれる。糖代謝、脂質代謝で重要なはたらきをする。

精神医学者のマイケル・レッサーは、ナイアシン欠乏の見分け方として、次のように述べている。

第一の明白な症状はまったく心理的なものという。その欠乏の犠牲者は、恐れ、気がかり、疑い深い、陰気、うなだれている、怒りっぽい、うつという顔つきで悩んでいるかもしれない。彼らは、疎外された世捨て人になり、ストレスのもとでまさに身を折り曲げてしまう。ケースによっては、道徳性が鈍り、行動に有害な影響を与える。

欠乏の身体的特徴は、軽い欠乏では、舌の先端が赤くなり、舌の表面の味蕾《みらい》は大きくなって、〝いちご舌〟といわれる状態になる。消化障害も起こり、胃酸を分泌しなくなるので、栄養の吸収が妨げられる。もっとひどくなると、皮膚炎になる。むずむずして炎症がひどくなり、やがて膨張したあと萎縮《いしゅく》し、褐色になっていく。老年の人に多いが、皮膚が黒ずんでいくのは、部分的にはナイアシン欠乏かもしれない。

重いナイアシン欠乏症の代表的な病気は、ペラグラ（イタリア語の〝ペレ・アグラ〈荒れ肌〉〟に由来する病名で、トウモロコシを主食とする、地中海沿岸やアメリカ南部に多発した）で、主症状は〝四つのD〟といわれる。下痢、皮膚炎、痴呆《ちほう》、それに死である。四つとも英語ではDではじまる語だからである。

ナイアシンは、まず穀類でとるのが最も大事であるが、米についてみると、含有量が多い順に玄米、半つき米、七分つき米、胚芽精米、精白米である。米ぬかには玄米の五倍も含まれている。

ナイアシンを豊富に含む食品例は、可食部100g中の栄養量が多い順に、かつお・なまり節、かつお・生、セミドライソーセージ、落花生・いり、かつお・水煮缶詰、きはだまぐろ・生、豚・肝臓、焼き豚、牛・肝臓、若鶏・むね・皮なし、こち・生、さば・焼き、さわら・焼き、天然ぶり・焼き・・・などである。（新編食品成分表、一橋出版1998）

レッサーが、豊富なナイアシン補給源としてあげているのは、赤身の肉（ポークではない）、家禽、落花生で、補助食品としてはビール酵母、小麦胚芽、乾燥レバーである。

栄養学の本などでは、日本ではまれな病気と書かれているが、私は今の日本人のかなり多くの人に、ナイアシン欠乏が起こっているのではないか、と疑っている。日本ビタミン学会編集『ビタミンの事典』（朝倉書店）には、ナイアシン欠乏を予防するには砂糖および甘味料、菓子類、油脂類という食品群をとりすぎないように注意しなければならない、と書いてある。まさに今の日本人がとりすぎている食品群ではないか。

栄養素の乏しいインスタント食品には、ビタミンB_1、B_2、カルシウムは添加していても、B_3は添加していない。少なくともインスタント食品依存の人たちは、ナイアシン欠乏になっているのではなかろうか。さらに甘いもの、油脂の多いものを食べていたら、とても足りているはずがない。

このビタミンB_3、ナイアシンが、統合失調症の治療に大きな効果をもたらしていた。そのことについては、第六章でくわしく述べる。

レッサーも、ナイアシンは幻覚などの感覚異常、妄想思考、それに気分とエネルギーの障害を回復させるのに劇的な効果があることがしばしばである、と書いている。

ビタミンB_6（ピリドキシン）――タンパク質形成のビタミン

ビタミンB_6は、タンパク質の代謝に重要な役割をもつといわれている。そのほか必《ひっ》須《す》アミノ酸のトリプトファンがビタミンB_3に変換するのを助ける、神経と皮膚のさまざまな障害を予防する、老化を防ぐ核酸の正常な合成を促進する、自然の利尿剤としてはたらくなどする。

欠乏症としては貧血、脂漏性皮膚炎、舌炎がある。食物からの補給源としては、肉、とくに臓器の肉、魚、未精白の米、小麦胚芽、大豆、卵などである。

アメリカのバーナード・リムランドは、自閉症患者にB_6を一日当り1g、マグネシウムとともに与え、改善効果を示した。レッサーは、幼児のひきつけ、〝変な発作〟、その他のてんかんタイプの疾患は、B_6に反応することがある、と述べている。

砂糖の多い食事は、B_6の不足を増大させる。

ビタミンB_{12}（コバラミン）——抗悪性貧血のビタミン

ビタミンB_{12}は、体の造血器官である骨髄が、健康な赤血球をつくるためのはたらきをする。

長期にわたる欠乏は、無感覚、ひりひりする痛み、よろよろ歩く、反射の喪失などをともなった神経学的退化を起こす。悪性貧血である。

それらが起こる前に、無感動、気分動揺、記憶の貧弱、注意集中と学習の障害、幻聴、混迷、極度の不安が表れるかもしれない。

欠乏のありふれた精神症状は、疲れと神経過敏である。B_{12}が多く含まれているのは動物性食品なので、欠乏が起きやすいのは菜食主義者である。

葉酸（フォレート）——赤血球増殖のビタミン

葉酸は、タンパク質の代謝を助けて、ヘモグロビンや赤血球、核酸の生成を促進する。これが胎児期や幼児期に不足すると、脳の発育が阻害される。葉酸はビタミンB_{12}と相補関係があり、どちらが不足しても赤血球がへって、貧血になりやすい。

欠乏の精神症状としては、貧弱な記憶、無感動、引きこもり、興奮、知的活動の低下が起こる。

欠乏はとくに老人に起きやすい。自分の身の回りのことをできない老人についての研究で、67％に欠乏が見いだされた。

野菜の葉、肝臓、酵母が豊かな供給源である。葉酸が初めて見いだされたのは、ホウレン草からである。

パントテン酸——抗ストレスのビタミン

パントテン酸は、ビタミンB_5ともいわれる。抗ストレスの器官、副腎が適切な機能をはたすのに不可欠なビタミンである。欠乏は副腎を疲弊《ひへい》させ、けっきょくは副腎を破壊する。

チェラスキンは、歯ぎしりする人をつぎつぎに栄養素で治したが、もっとも重要なのがパントテン酸とカルシウムだった。歯ぎしりが、無意識的なストレスの徴候だからと思われる。

アメリカ・アイオア州立刑務所で、パントテン酸欠乏の実験がおこなわれた。二週間の欠乏で、疲れ、食欲不振、やがて便秘、けんか腰、不満、低血圧、胃痛、足がひりひり熱い、という症状が出た。食事にパントテン酸が戻されたら、すべての症状が消えた。

パントテン酸はほとんどの食物に存在しているが、もっとも豊かな供給源は、ビール酵母、それに次ぐのが臓器の肉、穀物とくにぬかの部分、納豆、ピーナツ、えんどう豆などである。このビタミンの名前は、あらゆる場所を意味するギリシャ語、パントスに由来している。過度に加工された食品を食べることは、不足を起こすかもしれない。精製過程で多くが失われるからである。

ビタミンＨ（ビオチン）——白髪防止のビタミン

ビタミンＨ（ビオチン）、これもビタミンＢ群の仲間である。タンパク質や脂肪酸の代謝に関係し、甲状腺、生殖器官、神経組織、皮膚組織を維持するのにはたらく。白髪やはげを予防する。

ビオチン欠乏が人間に生ずるのは、ことなる二つの原因によってである。長いあいだ、多くの生卵の白身をとることと、ビオチンを産出する腸内バクテリアを破壊する抗生物質の多すぎる使用である。

欠乏は、痛みのない炎症、うつ、眠気と倦怠《けんたい》、吐き気と食欲喪失、筋肉痛、触覚の過敏を起こす。

ふつうの食事でビオチンはとれるが、卵黄以外の豊かな供給源は、臓器の肉、酵母、豆類、ナッツである。

ビタミンC（アスコルビン酸）──コラーゲン強化のビタミン

細胞と細胞を結ぶ、コラーゲンというタンパク質の合成や、抗ストレスホルモンのステロイドの合成、免疫機能の維持に必要なビタミンが、ビタミンC（アスコルビン酸）である。コラーゲンがなければ、私たちは分解もしくは崩壊してしまう。もしひとつのビタミンしかとることができないとしたら、それはビタミンCにすべきであるといわれるくらい、大事なビタミンである。

ビタミンCのひどい欠乏は壊血病を起こすが、その症状は筋肉と皮膚への出血、関節がもろくなり、結合組織が全般的に弱くなる、昏睡《こんすい》、食欲喪失、貧血などである。欠乏の精神的症状は、疲労、うつ、倦怠、錯乱などである。熱、甲状腺機能亢進《こうしん》、あるいはどんなストレスも、ビタミンCを極度に燃焼してしまう。このことは重い精神疾患患者に、なぜ大量のビタミンCが有効なのかを説明するかもしれない。

レッサーによれば、統合失調症患者は、ほかの人たちよりもずっと多くのビタミンCを必要とする。

第三章

援助への栄養的アプローチ

1　カウンセリングに必要な視野拡大

わが国では「カウンセリング」が大はやりである。学校にも「スクールカウンセラー」がおかれるようになった。しかし、非常勤である。講習などの一定の研修に参加すれば、「カウンセラー」の資格を認定するという団体もできている。資格認定はたいへんむずかしそうだと思ったら、たちまちおおぜいが研修しなくなり、退会していったという話もある。

カウンセリングの語源は「ともに考える」ことなのであるが、「心理カウンセリング」「心理カウンセラー」「心の専門家」「心のケア」など、「心」という語がよくつかわれるようになった。「カウンセリング」といういとなみが、心にかかわることはいうまでもないことだが、このことがかえって、カウンセリングといういとなみを限定してしまい、したがって援助の効果をさまたげることになりはしないか。

高まるカウンセリングへの期待

わが国では、〝異常〟という語が意味をなさないほど、あまりにも人間にふさわしくない行動が多発している。〝凶悪〟といえる攻撃的・破壊的な行動による事件が、毎日のように報道されている。

文部科学省では、スクールカウンセラーの配置をふやしつつあるが、不登校児童・生徒の人数は、いまや、十二万七千人（平成二十年度）と報告されている。

暴力も大問題である。

子どもから親への暴力だけでなく、親から子どもへの暴力、虐待もふえている。息子の暴力にたえかねて、ついに金属バットで中学生の息子を殺した父親もいた（一九九六年）。この父親は、精神科医・カウンセラー計四人に相談していた。

乳幼児を虐待し、ついに死なせてしまう事件もつぎつぎに起きている。虐待する母親とのカウンセリングをつづけているカウンセラーもいる。

カウンセリングへの期待が、これほどまで高まったことはないと思う。しかし、大波が押し寄せるような、問題行動の多発と悪化に対して、カウンセラーの増加ということだけで、効果的な対処ができるのだろうか。

心理主義でよいのか？

カウンセリングはこれまで、心理主義的に解釈されることが多かったのではないか。心理主義では、今日の人間の諸問題には効果的に対処できないと思う。今日の人間の諸問題は、現象は一人ひとりの行動であっても、その背後には生物学的レベルの問題、そしてさらに、そのような問題を起こす社会的、経済的状況があるからである。

全世界のベストセラーとなった、強制収容所の体験記録『夜と霧』の著者、フランクルは、還元主義を現代のニヒリズムとみている。

心理主義は、還元主義のひとつである。還元主義というのは、本来ひとつの次元だけでは理解できない存在を、一次元だけで判断して「……にすぎない」としてしまう思想のことである。

人間を生物としてしかみない場合は、生物主義という還元主義である。人間の心という精神性をみなければ、還元主義なのである。精神性だけをみて、喜怒哀楽といった感情や生物的生存をみなければ、やはり還元主義である。人間を社会的存在としてみて、もっぱら人間関係や集団とのかかわりのみに目を向け、他の次元を無視していれば、それは社会学主義という還元主義である。

フランクルは、還元主義をひき起こしたのは、科学の専門家の影響であると考え、「専門家」を、現実の木を見ようとして「真実の森をもはや見ない人と定義したい」と述べている。

専門というのは、もっぱら探究するある部門のことをさし、専門家はほかの部門には目を向けないのである。カウンセラーが自らを「心理カウンセラー」と称したり、「心の専門家」と称することは、援助のための視野を限定してしまうことになるのではないか。

〝からだのおかしさ〟を見落とすな

現代の人間の危機は、少なくとも精神的、心理的、生物的、そして社会的など、すべての次元の問題であると思う。

不登校という問題を例として、単純化して考えてみよう。不登校という状態にある子どもたちは、何かめざしているか、生活のなかに意味を見いだしているかという、精神的次元。脅威、恐怖、不安、孤立感などの心理的次元。体力、気力、エネルギーなどの生物的次元。家庭、学校、友人たちとの関係という社会的次元など、さまざまな次元の危機が考えられるのではないか。

暴力という問題も同様である。わが国では、三十年前から家庭内暴力、二十年前から校内暴力、さらに成人をふくむ暴力犯罪の多発が問題になってきた。二十年前の校内暴力大発生の数年前から、子どもたちの〝からだのおかしさ〟が問題になっていた。背中のわん曲、骨折しやすいなどである。しかし、〝からだのおかしさ〟は体育の問題、校内暴力は学校教育の問題と、それぞれ別の問題とみられ、二つの次元を総合する見方は表れなかった。

カウンセリングがすべて無効ということではない。自発的に、まさに自分の意志によって援助をもとめ、心の底にある思いを伝えることができるカウンセリングが発展すれば、そのクライエント（来談者）の人間的成長をもたらすことだろう。

しかし、この場合にも今日では、生物的に衰退しているという、自覚が必要となる場合があるかもしれない。

精神医学者レッサーは、よく心因性といわれる神経症の患者の、85％が低血糖症であることを確かめた。神経症も心だけの問題ではない。まして、家族間の暴力という問題であれば、生化学的・社会的次元などをふくめた、多元的なアプローチが必要である。

しかしわが国では、精神医学はまったくといってよいほど、患者の食生活、栄養には無関心である。

2 「食」に無関心な精神医学

実際、私が相談をもとめられて聞いた話では、その「食」への無関心さは相当のものらしい。

「暴力には、まったく関係ありません」

息子の暴力で悩む母親からの話である。一日に何回も砂糖たっぷりのコーヒーを飲んでいたので、入院させた病院の医師に相談したところ、「暴力には、まったく関係ありません」と断定されてしまったという。息子は入院中でも、院内で自由にコーヒーを買えるので、好きなだけ飲んでいる。しかも空腹になると、外出してカップラーメンを買い、食べているという。

毎日、缶コーヒーを飲んでいる若者の妹と母親から、暴力のことで相談をもとめられ、話を聞いて驚いた。その息子は、一度に缶コーヒーを二十五本飲んだこともあったというのである。どこで買うのかというと、それがなんと自分の家で設置してある自動販売機からであった。親がこづかいかせぎにということで、自分の店の前に設置したのだという。家は食品店ではない。

暴力をふるってしかたがないので、何か所もの精神科に連れていったが、たいてい一週間分の薬が処方される。帰宅するとその薬をまとめて全部のんでしまって、家族に病院から薬をもらってこいとわめく。いままで連れていった病院のなかには、医大付属病院もあるが、どこでも食生活が問題にされたことはない。

私はこの話を聞いて、まさに日本の縮図だという感じがした。

お金がほしいから自動販売機をおく。販売機設置業者と飲料販売業者には利益となる。ほしがる人にとっては、近くで買えればありがたい。欲望は増大していく。そして、行動が異常になり、精神科で診てもらう。〝治療法〟は薬だけである。製薬メーカーにとっては利益となる。しかし、薬をのんでもよくならないので、別の病院に行く。

このパターンが、日本中で起きているのではないか。

「これはあなたの一週間分のお菓子です」

ある若い女性とカウンセリングをつづけたことがあった。この人は精神科への一年間の入院歴があった。彼女の話では、初めての入院のとき、看護婦から「これはあなたの一週間分のお菓子です。一週間ごとに注文をとります」と言われた。彼女は、お菓子がほしいとは言わなかったのだが。

この病院は医大付属病院である。私の憶測では、精神科患者の血糖の低さを認識しているのではないか。低血糖の傾向があるから、患者たちに砂糖を使った菓子を食べさせる、という考えなのではないか。

入院している家族に栄養サプリメントを与えようとすると、「そういうことはやめてください。お菓子はやっていいですよ」と言われたという話をよく聞いた。食に関心をもったとしても、私からみれば、状態を悪化させる方向での認識である。

医科大学の教育に栄養学が位置づけられていない

精神科医が、そしてまたカウンセラーも、精神疾患あるいは心の健康と、栄養の関係を重要視していない。その根本的な理由は何だろうか。まずは医学教育の中心である医科大学の教育に、栄養学が位置づけられていないことである。栄養学という講座は、特別な大学以外にはない。必修ではない。もちろん医師国家試験の科目にはない。

他方、看護師養成では必修であり、看護師国家試験の科目にある。

精神医学のどの本を見ても、事典でも、栄養という項目はみあたらない。まして、栄養療法という項目はなおさらである。

アメリカの精神医学会も、栄養療法に積極的ではなく、敵対的な態度さえとったが、それでも、学会として『精神医学的療法』という本を出したときには、わずかながら栄養療法にふれていた。わが国では、まったく無関心である。

カウンセラーにしても、自分たちが学んできた心理学、カウンセリングや心理療法の理論を基準にして、人間の問題をながめるので、栄養とか食事ということには、ほとんど注目しない。クライエントの感情を共感的に理解しようとしても、何をどのくらい食べ、飲んでいるかなどは、無関係とみてしまうのである。

3　栄養カウンセリング

日本では、栄養に関心をもつカウンセラーは非常に少ない。いないわけではない。私が十年ほど前、日本カウンセリング学会で「栄養カウンセリング開発の必要性」というテーマで発表したとき、終わってから数人の会員が寄ってきて、たいへん興味をもちました、と話しかけてきた。

アメリカではかなり前から「栄養カウンセリング」が提唱されていた。日本では、心の健康がそこなわれたとき、原因を心因性にのみ追求し、栄養などの生物的な面は無視されてきたに等しい。もちろん、心因性を排除してはならないが、人間の脳も、糖、ビタミン、ミネラルが適正に補給されなければ、正常を保つことはできない。当然すぎるほど当然のことを、理論から排除するのはまちがいである。

食生活の変化に注目して

アメリカ・カトリック大学教育学部のピアソンとロングは、「カウンセラー、栄養、メンタルヘルス」という論文を発表している。このなかで「栄養カウンセリング」という言葉をつかい、カウンセリングと栄養との関係を一気に近づけた。

ピアソンらが「栄養カウンセリング」を提唱したのは、アメリカの食生活の変化に注目したからである。

この七十年間で、穀物消費が50％に落ちて、食物繊維が80％も低下していることを見過ごせなかった。かたや、ビーフの消費は75％も伸びて、砂糖の消費が30％も増加している。科学技術の発達は、保存技術や食品加工、流通に大きな改革をもたらした。しかし一方では、ビタミンやミネラルが大きく失われることになった。

食卓に並んだ料理を見ると、一見、豊かに見える。しかし、そのほとんどが加工食品だった場合、ビタミンやミネラルなどの、必須《ひっす》栄養素が足りない場合がある。そこに問題の本質があると考えた彼らは、アミノ酸からつくられる脳の神経伝達物質、トリプトファンの欠乏が、うつや攻撃行動を起こすことなど、栄養が原因の問題行動や症状を紹介しているのである。

栄養にも目を向けたカウンセリングが、これから探究され、注目を浴びるようになると期待している。しばらくは時間がかかるだろうが、やがてこれがカウンセリングの主流となるだろう。なぜなら、心因性とみるだけでは対処できない精神疾患や問題行動、犯罪などが増加する一方だからである。

アメリカ・ノースウェスタン州立大学のドギー・マーチンとマギー・マーチンは「栄養カウンセリング」という論文を発表した。そのなかで、カウンセリングのための具体的な指針をあげている。次のとおりである。
①クライエントに、添加物のラベルの読み方を教える。
②タンパク質、ビタミン、ミネラル、必須脂肪酸を含む食品を勧める。
③新鮮な果物を勧める。
④野菜、全粒食品がよいと教える。
⑤脂肪酸に注意すること。とくに「水素処理」という加工をされた精製植物油の問題点を伝える。
⑥砂糖、精白粉、食品添加物をとらないよう勧める。
⑦朝食の重要性を知らせる。
⑤の精製油の問題点について、補足説明をしておこう。「水素処理」されると、酸化防止力のあるビタミンEなどが除去されてしまい、酸化しやすくなっていたり、必須脂肪酸も減少してしまうのである。

これらの指針のそれぞれは、さほどむずかしいことではない。カウンセラーに言われなくても、食事・栄養に関心をもつ人であれば、当然のことと思われよう。しかし、精神疾患の症状や問題行動との関係で、これらの指針の決定的な重要性を認識するように、援助することができるかどうか。そこに、カウンセラーの力量が問われるのである。

第四章

心・脳・栄養

――新しい医学の潮流を

1　医療にある「特有の」閉鎖的体質

精神医学になぜ栄養学が重なっていかないのか、「臨床栄養精神医学」とでもいったらよい研究分野がなぜもとめられないのか、不思議に思われる読者が多いにちがいない。原因は医療界特有の閉鎖性、権威主義、利己主義にある。

医療ミスが続発している。連日のように報道される医療ミスだが、ここ数年で医療ミスが増加したわけではない。過去からつづいている医療界特有の、医療ミスを生みだす素地が、ここ数年で〝事件〟として表面化したにすぎない。

今の医療は、その実態を知れば知るほど失望する。多くの人が抱いているほど、医療は万能でもなければ、神聖でもない。その理由はかんたんである。ライセンスをもった人的資源が、有効に活用されていないからである。

大病院に多くの医療スタッフが働いている。医師、薬剤師、看護師、そのほか各種専門の技師がいる。いずれもライセンスをもった有資格者である。その有資格者間の意思疎通《そつう》がきわめて少ないのである。有資格者の職能の範囲をめぐっての縄張り争いもめずらしくない。次元の低い話だが、病院のなかで薬剤師と看護師のどっちが〝上〟かというようなレベルの確執さえある。日本の医療でチーム医療が機能しないのは、それが理由といわれている。

ピラミッド型で医師が頂点

大病院では、医師を頂点としたピラミッド型の構図が、依然として根強く残っている。何が正しいかではなく、頂点に君臨している医師がクビをタテにふるかどうかで、すべてがきまっていくのである。これでは優秀な有資格者も〝飼い殺し〟同然の状況にある、といわざるをえない。

医師免許とりたての二十歳代前半から、病院内外で会うすべての人から、「先生」と呼ばれて、いつのまにか「自分は偉い」と勘ちがいしている医師が多いのである。いわば医者の〝わがまま〟が通る素地が十分すぎるほどあるのが、現在の医療である。医師と医師のあいだも、ピラミッド型の関係になっている。私は最近、栄養療法に理解のある精神科医と懇談したとき、「なぜ医大の精神医学者は栄養にも目を向けて研究しないのですか」と質問したところ、次の答えが返ってきた。

「新しい研究をしようとすると追いだされるのです」

「先生」と呼ばれ、たがいに呼び合う。私たちが日ごろ診療を受けるのは、そういう人たちからなのだと認識しよう。こうした医療の特性は、さまざまな弊害として私たち患者に押しつけられている。

患者にとって医療の場は

診察して診断できるのは、医師だけである。その医師が病名を診断すれば、その病名がずっとついてまわる。たとえば心の病ならば、心療内科で受診する。初診で主治医が「うつ病」と診断すると、その主治医が診断名を変更・撤回しないかぎり、患者は「うつ病患者」なのである。どの分野の病名診断にもいえることだが、安易な診断は患者のその後に大きな影響を与えつづけるのである。

私に相談をもとめてきた四十二歳の男性中学校教師は、うつ病と診断されて、すでに十年間、抗うつ剤をのまされてきた。私は、話を聞いて低血糖症を疑ったので、マリヤ・クリニックを紹介した。検査の結果はやはり低血糖症だった。これがわからなかったら、この人はいつまでもいつまでも、抗うつ剤をのみつづけたはずである。死ぬまで毎日抗うつ剤、ということになっても不思議ではない。

さて診断のあと治療が開始されるが、治療方針がしっかりしているかどうかで、その医院・病院の善し悪しがきまる。カウンセリングをおこない、投薬を開始するのがふつうである。しかし、本当に「ともに考える」カウンセリングにふさわしい話し合いになっているのかどうか。時間も少ないのが現実である。栄養の視点がなければ、食の問題はあったとしても浮かび上がってこない。

2 精神医学にこそ必要な臨床栄養学

日本の精神医学がなぜ栄養学と協力しないのか。また栄養学者はなぜ精神疾患を研究しないのか。二つの学問の両方について問われる問題であるが、まずは前者の問いから検討していきたい。

「栄養」についてふれない雑誌の特集

医師が新しい研究分野を開拓しないのは、過去の実績や地位を守ろうとしているからであろう。とくに栄養に目を向けないのは、薬が研究開発され、症状をある程度おさえる効果があるという実績からである。そこで精神医学の研究は、もっぱら薬の効果に向けられてきた。

『こころの科学』90号(二〇〇〇年三月)は、「分裂病治療の現在」という特集をのせたが、十数名の執筆者のうち、ひとりを除いてだれも、栄養や食事についてふれていない。みごとなくらい栄養無視である。「生体の治癒力や生体の反応という側面を考慮する必要がある」と書いている人もいるが、栄養にはひとこともふれていない。

「栄養」という語がつかわれている記述は、ナチスドイツに封鎖されたオランダで、胎生期に極度の食糧難にさらされた群は、分裂病(統合失調症)発症危険率が有意に高かった、したがって、胎生期の低栄養が分裂病のリスクファクター(危険因子)となりうる、というところであった。胎生期以外の栄養にも視野を広げる見地ではない。「回復には多様な支えが必要である」と書いている人もいるが、「支え」の例としてさえも、栄養や食事はとりあげられていない。

「分裂病の予防」にかんして、「個体の抗病的閾値《いきち》が低下し、これにストレス（ライフイベント・成熟の変化、中毒物質の摂取、不適切な栄養）が、脆弱性《ぜいじゃく》の閾値を越えると分裂病エピソードが発症するとされる」という文もあるが、「不適切な栄養」については論じていない。

精神科主任教授の念頭に「栄養」はない？

『こころの科学』の同号には、全国の精神科主任教授四十九人へのアンケート調査の結果がのせられている。統合失調症の成因や治療についての意見である。

治療について、「生活」とか「生活療法」という語をつかう人はいるが、「栄養」「食事」という語はひとりとしてつかっていない。

気になるのは、半数をこえる二十六人の教授たちが「遺伝」という用語をつかっていることである。

それぞれ文脈は異なるので、まとめて論ずることはできないが、栄養という語をひとりとしてつかわないこと、すぐに研究可能な方向の栄養がなんと無視されていることかと、いっそう残念な気持ちがつのる。

心療内科でも栄養は無視

医師のまちがった〝食事指導〟で病みはじめ、心療内科を主とする多くの医師の治療を受けたが、結局十年間も病み、青春時代を犠牲にさせられた、ある女性のことを紹介しよう。

昭和五十年代後半、私がまだ岩手大学教育学部教授だったときである。盛岡市内のYさんの家で、毎月ある集まりがつづけられていた。そこで出会ったTさん、当時二十九歳の女性のことである。

見るからに顔色がよくない、気力が乏しい感じのTさんをみているうちに、低血糖症ではないか、という疑いがわいてきた。しかも彼女の発言のなかに、頭痛が何年もつづいています、という言葉があった。これはきっと低血糖性頭痛だろうと思って、食事、とくに間食についてきいてみた。「毎日チョコレートを二つ食べています。体重がへりすぎたので、ふやすためです。主治医も知っています」という返事が返ってきた。血糖と頭痛の関係をかんたんに説明して、チョコレートを食べるのをおやめになったらと、ひとことアドバイスした。

私の助言で彼女は、試しにチョコレートを食べるのをやめてみた。何年もつづいていた頭痛がぴたりとなくなってしまった。驚いて、私の研究室を訪れてきた。

私から低血糖症の話を聞いたのち、通院している病院の主治医に話して、低血糖がわかる検査をたのんだ。しかし主治医は「あなたが低血糖というなら、みんな低血糖ですよ。あなたに低血糖と言った人のほうが低血糖でしょう」と、いやみたっぷりに言われたのである。

その後、Tさんの状態が改善しないので、さすがに気になったのか、三日間にわたって血糖値が検査された。むしろ高血糖を疑ったようである。検査結果に驚いたのは、その主治医である。自分の予想に反して、血糖値がかなり下がっていたからである。

Tさんが通院、入院をくり返していたのは別の病院で、この主治医が転勤したために、いわば追いかけて、列車で何時間もかかるこの病院まで通うようになっていた。さて驚いたこの主治医は「血糖を上げる薬をのんでもらいます」と言った。この驚くべき治療方針については、その病院内の臨床心理士の努力で、その薬をのまないですんだ。

血糖低下傾向ははっきりしたが、アメリカなどでおこなわれている六時間糖負荷試験ではない。そこで、盛岡医療生協仁王診療所の坂正毅医師にお願いしたところ、こころよく引き受けて、その試験を実施してくれた。まさに低血糖症だった。

診断名が三十近く、薬が一日に三十三種類

このTさんにつけられた診断名は次のとおりである。

若年性高血圧、腎硬化症、アフター性口内炎、口角炎、慢性胃炎、胃下垂、胃拡張、胆嚢《たんのう》炎、胆嚢症、慢性膵炎、神経症、不安神経症、ヒステリー、胸郭出口症候群、胃潰瘍、過換気症候群、神経性不眠症、過敏性腸症候群、関節炎、肝機能

障害、日光過敏症、寒冷じんましん、脂漏性湿疹、特発性頻脈症、特発性浮腫、鼻アレルギー、神経性食欲不振症

疑われた疾患も多く、次のとおりである。

バセドー病、ベーチェット病、膠原病《こうげん》、リウマチ、脊髄損傷、小児麻痺、膵臓《すいぞう》がん

いくつもの科で診察され、それぞれの医師が診断し薬を処方するので、一日に三十三種類の薬を投与された日もあった。主治医はその薬全部を検討したうえで、全部のまないといけないといって、目の前でのませた。てのひらに山盛りいっぱいの薬だったという。

Tさんは、投与された薬を記録しておいた。次が投与された薬の名前のリストである。

ミノマイシン　ソランタール　イサロン　プリンペラン

ペリアクチン　マーズレン　ナイキサン　ダンリッチ

レスプレン
ストロカイン
トクラーゼ
ラシックス
ヤマシリン
コリオパン
バストシリン
プレセニド
アタラックス
ヒベルナ
アルサルミン
モム・ホット
ブルフェン
インダシン

ヒメコール
デスパコーワ
バーサベン
ユーロジン
セルシン
コスパノン
ヒルロイド
ウルソサン
PL
レキソタン
インタール
インダナール
ウィントマイロン
ダルメート

パンコラール
コルドリン
ベンザリン
トリプタノール
ベンタジン
ペコナーゼ
インダシン
メチロン
フォリナール
アタラックス
トランサミン
ビタメジン
ネルボン
ドグマチール

ハイボン
アリナミン
コントミン
セスデン
ラックB
アドナ
ムスカルム
ノイロトロピン
ダーゼン
コランチル
レフトーゼ
ソルベン
セレナール
セパゾン

トフラニール
アストミン
フィオリナール
メレリルR
パスパート
ポララミン
メチコバール
ファイナリン
ムスカルム
ノブリウム
ブロバリン
ポンタール
ゲンタシンクリーム

ブスコパン
セレスタミン
ビタノイリン
ビタメジン
タベジール
ベリチーム
モビラット
アルミゲル
フェノバール
ホリゾン
アスコンプ
γ—OZ
タフマック

ハイゼット
コレキサミン
ホモクロミン
ソルコセリル
メレリル
フェルデン
カリクレイン
ビタノイリン
アフタゾロン
Pm
PZC
パントシン
ダルムコン

バッファリン
インテバン
ルジオミール
ベルルガル
ボルタレン
ユベラN
シナール
アモキサン
ヒプノゾン
セダプラン
バーサペン
ダイピン
ケレリックス

百十六種類の薬を投与されたのである。

医師の食事指導を忠実に実行して

どうしてこんな医療になったのか、Tさんの手記があるので、主要部分を紹介する。

「五歳の時から、国家公務員の父の転勤でR市に住むようになり、親は『女の子だから苦労させたくない』と考えて、幼稚園から高等学校まであるミッションスクールに入れて下さいました。中学・高校時代は、精勤賞をいただくくらい元気でした。健康だけが取り柄でしたので、なにか人の役に立ちたいという動機で、看護学校を受験しました」

手記にあるように、Tさんは「健康だけが取り柄」というほど、もともと健康体だったのである。そして看護師をめざしていた。皮肉にも、そのTさんは看護学校に通いながら、現代医療によってガタガタにされてしまうのである。

手記は続く。

「看護学校に提出する健康診断書をG病院のH医師に書いていただいた時、たまたま血圧が１４０～90㎜Ｈｇ、体重58㎏でした。『体重を48㎏にすれば血圧も下がるから、ごはんを食べないで、三食とも野菜サラダに味塩をふって食べなさい。マヨネーズはカロリーがあるからだめです。体重が多いと腎臓に負担がかかるから』と言われ、食事指導を受けて実行しました」

たった一度の血圧測定だけで、ここまで極端に指導する医師もめずらしい。これは驚くべき指導である。というより、医師の指導はだいたい〝このていど〟と理解しておいたほうが無難だ。「ごはんを食べるな」という指導は驚きである。これで体調を崩して重病になったら、すべて医師の責任である。

ごはんを食べなければ、当然エネルギー低下をまねく。あまりに疲れがひどいので医師に相談したら、今度は「砂糖をたっぷり入れてコーヒーをのみなさい」と言われ、これも忠実に実行したのである。

痛ましい手記にはまだ続きがある。「体重が減少したら頭痛で起きられなくなり、G病院で若年性高血圧、腎硬化症と診断され治療を受けました。受験の疲れかと思い、軽い気持ちでしたが、その後の私の人生は、百八十度違うものになりました。看護する側から看護される側に……。

十八歳で発病して十年間で十回入退院をくり返すとは思ってもみませんでした。講義中にめまい、吐き気がして、いくらたっても症状はよくなりませんでした。（中略）食欲不振になると心因性を疑われ、校医から医師を紹介されましたが、不信感がつのり、何も話しませんでした」

Tさんが不信感をもったのは当然である。

心因性と思われたので、ベッドは心療内科。なんと絵画療法とか、生育史を調べられたりとか、まるで見当ちがいの治療法がおこなわれた。主な治療法は投薬である。もし心身医学や精神医学に栄養学的見地がとり入れられていたら、Tさんはこの十年間を、もっともっと有意義につかうことができたはずである。

Tさんはその後、砂糖断ちの食生活をつづけ、薬からも完全にはなれて元気になり、立派な配偶者を得て、子ども一人をもうけ、幸せにくらしている。

入退院と通院をくり返したTさんの親が病院に支払った金額は、数千万円にのぼったという。こういう医療では費用がかかるはずである。

ちなみに心療内科には、似たような患者が多い。

3　医学会の排他主義

医療の世界の特徴のひとつと思うが、じつにおびただしい数の医学会が存在する。内科、外科、耳鼻科、眼科といった診療科目ごとに学会があり、学会の分科会や研究会ともなると、数百の数になるのはまちがいない。その会のひとつひとつに会長がいて、複数の副会長がいる。そして委員長や理事などの肩書を加えると、ベテラン医師のほとんどが何がしかの肩書をもっている。それが彼ら医師のステータスであり、一度得た肩書は私たちが考えている以上に大事にしている。

それぞれの医学会は独立しており、たとえば、産科学会ならお産にかんする自主基準をきめたり、小児学会は小児医療にかんして独自のとりくみをおこなうという具合である。また、学術団体を標榜する医学会も、一皮むけば利害が渦まいている。

それだけ独自色の強い集まりといえるのだが、医学の独自性を堅持する姿勢は、立派を通り越していて、一度きめたものはなかなか変更されない。しかも開催が年に一

〜二回ていどで、専門医同士の〝身内〟の会合であり、とても新しい分野の学説をとり入れようという雰囲気ではない。

学会のボスに逆らって新しい概念をとり入れようとするならば、寄ってたかって〝袋だたき〟にあうことだって考えられる。

精神医療に栄養をとり入れようとする場合は、精神科医が個人的にとりくまなければならない。

栄養士側はどうか。病院勤務の栄養士の場合、チーム医療の一員として、栄養の観点から患者のケアに取り組むケースもある。しかし、こうしたケースはまれで、たいていの場合、カロリー計算をしながら、調理場で病院食の調理にあたっているケースが、ほとんどである。

また、医師と栄養士の資格は、同じ国家資格でありながら、医療界では〝格〟のちがいが決定的で、医師のほうから栄養士に接近していかないかぎり、両者の協力関係はむずかしい。

栄養士の食事で治った精神科患者

精神疾患患者に玄米正食の食事実験をし、みごとな成果をあげた栄養士がいた。しかし医学会での発表は許されなかった。この話を紹介しておく。

警察官向けの月刊誌『トップジャーナル』(二〇〇二年四月号)の特集が「食べ物は人生を変える?」であった。『買ってはいけない』の著者、船瀬俊介氏が執筆した記事のなかに、興味深い話があった。

玄米正食の指導団体「蒼玄」の会長、菅藤祥江さんは、若いころ、ある精神病院の管理栄養士の仕事をしていた。当時、玄米正食について研究を深めていたが、病院給食で出される食事があまりにもひどいことに心を痛めていた。

「食事を正しくすれば、患者さんたちの心の病も改善するのではないかしら?」

この若い栄養士は、思いきって院長に提案した。玄米正食による食事療法を試してみたい。——好好爺の院長はニコニコと快諾してくれた。

そこで入院患者を三十人ずつ二つのグループに分けた。一方には玄米正食を与え、他方のグループには、それまでどおりの病院給食とした。その結果は……?

「玄米正食の食事グループのほうは、全員治ったんです」。船瀬氏は感動して声もでなかった。「分裂病の方も、うつ病の方も全員」と菅藤さんは笑みをたたえてうなずいた。

菅藤さんは、この画期的な研究成果を医学論文にまとめた。そして精神科学会（精神神経医学会？）に論文を発表しようとしたとき、「待った」がかかった。既成精神医学界からの妨害であったという。

裏を返せば、「食べ物で精神病が治ったら、精神科医は食っていけなくなる」というのがホンネの妨害だったのだろう。

それから約十年後、アメリカでも食事療法による、まったく同じ臨床研究がおこなわれた。その結果は……？

彼女はニッコリ。「私がだした結論と、まったく同じでした」

若き無名の一栄養士の研究は、世界の〝追試〟によって立証されたのである。

以上、船瀬氏の文をそのまま紹介したが、菅藤さんの研究は、まさにノーベル賞クラスに値するものではないだろうか。こういう研究が広く知られるのを好まない勢力があるのである。わが国でもこのような先駆的研究がなされたことは、日本人の誇りである。幻となった当時の論文があれば、いっそうすばらしいのだが。

栄養療法を敵視した米国精神医学会

カナダの精神医学者ホッファーは、自著『ビタミンB_3の効果』のなかで、「論争は医学の歴史の一部であって、医学が改善と進歩をつづけるためには不可欠である。新しい学説はつねに既存の慣行に挑戦する。研究と経験によって、あるものは誤りで、あるものは正しく、あるものは有害で、あるものは有望であることがわかっていく」と述べている。そして「私はビタミンB_3で分裂病を治療した」と自信をもって書いているのである。

しかしホッファーのその著書には、その続きがのっている。

「一九六七年、『五人のカリフォルニアの分裂病患者』という小論文を発表した。この患者たちには四つの共通点があった。カリフォルニアから来たこと、標準的な治療法には反応しなかったこと、私が彼らの疾患を治療したこと、大きく改善したことである。私はこの論文のタイトルが、アメリカの精神医学者たちの関心を呼び、彼らが自分たちの患者にその治療を反復してみることを望んでいた。しかし、この報告がもたらした結果は驚くべきものだった。私たちの研究を反復してみようとする試みは何もなく、私たちにビタミンB_3の報告をこれ以上させないように、本気でとりくむようになったのである」

米国精神医学会は、ビタミンB_3による治療を開始したホッファーの研究を敵対視し、対策委員会をつくって妨害するようになったのである。ホッファーの論文が挑発的に映ったのかもしれない。

かりにホッファーがとりくんだ統合失調症のビタミン療法が治療に導入されて、いちばん困るのは精神薬の製薬会社である。精神医学会の敵対視のウラには、大きな力をもつ製薬会社の意向が働いた可能性を否定できない。

さらにホッファーは、「数年後、私は米国精神医学会から手紙を受けとった。私は、そのころ特別会員だったし、ある時期は会員だった。……その手紙は、私たちの治療法をやめ、思いとどまるよう要求していた」と述べている。

自由の国アメリカの最大の精神医学会にしても、このような新しい研究に敵対的で、発表する機会さえ奪ったのである。もっとも不幸なのが患者であり、その家族である。

4　「薬（医）食同源」と分子整合医学

玄米正食で精神疾患が治った、という話を紹介したが、この食事の思想は東洋のものである。

漢方・生薬発祥の地である中国には、「薬食同源」という言葉がある。医学では「医食同源」というが、医や薬と食事は源が同じであり、食事の大切さを意味した言葉である。医と薬は同義語で、薬の原料を調合する薬研《やげん》と生薬を持った者が医者だった。

「食事で治せるものを他の手段で治そうとするなかれ」

人間が生きていくうえで、食べることは決定的に大事である。生きていくには、食べものによって必要な栄養素を体にとり入れなければならない。しかし現実には、この当然すぎるほど当然なことがなされていない。好きなものしか口にしないからである。

かぎられた好物が、おにぎりとか、さつまいもとか、みそ汁とか、各種の栄養素が豊富なものならよいが、菓子パンだったり、インスタント食品だったりすると大問題である。菓子をたくさん食べ、のむのは清涼飲料ばかり、というのでは体がおかしくなってしまう。もちろん体の一部である脳も例外なく、〝誤作動〟を起こしてしまう。

食事がいかに重要か、それは必要な栄養素が欠乏したときに脳が体にシグナルを出す。そのシグナルが症状の一歩手前の変化として表れてくる。たとえば、ビタミンCが不足すると、歯茎が腫れて出血したり、ビタミンAが不足すると目が疲れやすくなる。またビタミンB群が不足すると体全体から活力がなくなる。

こうした体調の変化を放置すると、やがて免疫力が落ちて、さまざまな病気をひき起こすことになる。

栄養不足によって体調が変化するのと同じように、脳のはたらきも変化する。これを放置しておくと、心の病へとつながっていくのである。

昔から、病気療養に滋養（栄養）がつきものだった。今でこそみられなくなったが、一昔前までは、生みたての卵が病気見舞いにつかわれていた。卵には良質のタンパク質が豊富に含まれており、療養中の人にはうってつけの食品である。

また遠く江戸時代には、〝娘売ってニンジン買う〟という言葉があったと聞く。これは当時、朝鮮半島から入ってきた高麗《こうらい》ニンジンの価格が、上方（大坂）の薬種問屋できめられていたため、庶民には手に入らない貴重品であったことをあらわす言葉である。病気を治すにはニンジンがよいが、そのニンジンが貴重品だったのである。裏を返せば、高麗ニンジンはそれほど効果があったのである。

さて東洋の食にかんする言葉に、「一物全体食」というのがある。食べものは一部分だけを食べるのでなく、その全体を食べることが重要という意味である。米については玄米食がそうである。大根は葉も食べる、魚は頭も骨も食べるのがいいということである。

アメリカなどで発展している前述の分子整合医学も、栄養サプリメントを勧めるだけではなく、並行して食事改善のアドバイスをする。たとえば、未精白穀物をとる、砂糖や牛乳を除く、などである。

分子整合精神医学者のレッサーは、著書『栄養・ビタミン療法』の本文の冒頭に、十二世紀の哲学者、マイモニデスの言葉を掲げている。

「食事で治せるものを他の手段で治そうとするなかれ」

古今東西を通じて、人間援助の道を真摯《しんし》にもとめてきた人たちには、共通の基本姿勢が感じられる。

伝統的和食を見直そう

ごはん、豆腐のみそ汁、魚の干物、納豆、焼き海苔といえば、日本人の代表的な朝食メニューである。いや正確にいえば、代表的な朝食メニューだった、と過去形でいわなければならないだろう。日本人の朝食からそんなメニューが消えつつあるからである。旅館では定番の和朝食だが、一般家庭ではきちんとした朝食をとっていない人が意外と多いのである。

パンとコーヒーだけという人や、駅前の立ち食いうどんやそばで朝食をすませる人もいる。もちろん食べないよりいいが、毎日の朝食がこれでは、栄養の不足はさけられそうもない。

科学の仮説は、大胆な仮説をたてるところからはじまる。前に述べたように、「気」という字は本来は「氣」であった。「メ」は「米」を略したのである。つまり、気の中心は米である。「病は気から」というが、米をしっかり食べていないと病んでしまう、という仮説が成り立ちそうである。

無気力な人は、米をしっかり食べていない。

やる気のない人は、米をしっかり食べていない。

殺気を起こす人は、米をしっかり食べていない。

狂気の人は、米をしっかり食べていない。

こんな仮説をたててみた。

米は日本人の主食である。米を食べていればどんな病気にもならないかといえば、そういうことではない。米にはエネルギー源となる糖質、そしてビタミンB群、ビタミンEが豊富で、もっとも大事な食べものである。しかしその消費が年々へっているのである。

ファストフード店やファミリーレストランなど、外食産業の隆盛で、自宅で食事をとる率は減少傾向にある。

ごはんと一緒にでるのがみそ汁である。みその主原料は大豆で、種類や産地によって味も香りもちがう。みそは調味料であるが、みそ自体にも高い栄養素が含まれている。そして、みそがなにより大事だと思えるのは、野菜や肉など他の食品との相性がよいことである。

みそ汁の具が豊富であれば、ごはんとみそ汁だけでも、まずはかなりの栄養素をとれるはずである。

第五章

精神疾患への栄養療法

1　精神疾患と栄養

あらゆる精神疾患と栄養の関係

アメリカには、精神疾患と栄養の関係について、本格的な研究をしてきた医学者たちがいる。

カリフォルニア大学医学部助教授、メルビン・R・ワーバックは、『精神疾患への栄養の影響――臨床研究の資料集』という本を著したが、これは精神疾患と栄養との関係についての研究論文の要約を、疾患ごとに紹介した本である。とりあげられている精神疾患などの名は、次のとおりである。

攻撃的行動、アルコール依存症、神経性食欲不振症、不安、注意欠陥多動障害、自閉症、両極性障害、神経性過食症、痴呆、うつ、摂食障害、疲労、多動、不眠、学習障害、器質性精神障害、生理前症候群、統合失調症、遅発性ジスキネジア、

倦怠

遅発性ジスキネジアというのは、向精神薬の副作用で起こる運動障害である。現代社会で問題となっていることが、ほとんどみなとりあげられている。栄養との関係が研究されている、ということである。

統合失調症と栄養との関連についてのいろいろな論文の概観は、次のとおりである。

①総脂肪と飽和脂肪の摂取が多いことと、統合失調症の、経過と結果の評定が低いこととは関連している。

②高いカフェイン摂取が不安を増大させ、ときには急性統合失調症をひき起こす可能性がある。

③なんらかの特定の栄養欠乏が、統合失調症型精神病を起こす。あるいは悪化させる可能性がある。例としては葉酸、アスコルビン酸（ビタミンC）、ピリドキシン（ビタミンB_6）、マンガン、亜鉛、それに、おそらくはオメガ6脂肪酸の欠乏

である。他方、葉酸や銅の過剰も似た臨床像を起こす可能性がある。

④多くの研究者が、薬理的な量でのナイアシン（ビタミンB_3）の補給を研究してきたが、二重盲検研究の結果は矛盾するものだった。リチウムの薬理的投与は、統合失調症の患者のある人たちには効果があったが、その人たちの特徴はわかっていない。

⑤食物過敏性、とくに小麦とミルクに対する過敏性が、関係があるとされている。

統合失調症について、栄養との関連を発見しようとする研究が、かなりおこなわれてきたことがわかる。このなかで、ナイアシン投与の効果について（ナイアシン療法についていては、あとでくわしく述べる）否定的な結果を示したアナンスらの論文について、著者のワーバックは、次のような批判を紹介している。

「この論文は次の理由で批判された。ビタミンを二年間まるまる摂取したのは、三十人のうち六人だけだったのに、三十人全部のデータがつかわれた。実際には、ニコチン酸（ナイアシン）群の一人は、十四日しかそのビタミンをとっていなかったし、ビタミンをとった群の十九人のうち、少なくとも一年はとったのは七人しかいなかった」
栄養療法をなんとか否定しようという意図があったのではないか。それはともかく、海外では、精神的疾患と栄養の関係の研究が、かなりおこなわれていることがわかる。

2 レッサーの統合失調症治療法

米国の精神医学者マイケル・レッサーとは、長いつきあいになった。一九九一年にレッサーの著書『栄養・ビタミン療法』の日本語訳を拙訳で出版した。この本は、ビタミンとミネラルの各種それぞれについて、精神疾患への効果を述べたものである。低血糖症のことも書いている。

レッサーは初めの自伝のなかで、次のように述べている。

「多くの幻覚剤使用者を治療した経験があり、彼らの状態が急性統合失調症と似ていたので、統合失調症は化学的障害にちがいないと理解した。統合失調症の真の核である変容した現実知覚（見えかた）は、心の問題ではなく、化学的に誘発されたものにちがいないと考えた」

やがてレッサーは、出会った統合失調症患者に栄養・ビタミン療法を試み、大きな成果をあげていく。

初期統合失調症――ある学生のケース

レッサーは、日本語版への序文で、タンパク質の重要性を強調するため、初期統合失調症患者のケースで、栄養療法の実際場面を示した。

その患者はピルという男子学生で、不眠、幻聴、うつなどを訴えていた。一晩中起きていて、チップス菓子一袋をつかみ、みんな食べてしまう。食事はデンプンと砂糖の多いものしか食べていないと話した。

レッサーがピルに与えたアドバイスは、次のようなものであった。

「君がよくなりたいのなら、とにかく食べなければなりません。タンパク質、タンパク質です。朝食には卵、ステーキと卵でもいいです。昼食にはハンバーグ、夕食には肉、そして間食にはタンパク質のスナックをどうぞ。ミルク一杯かヨーグルト一カップ、それに野菜も。食欲がないというなら、起きているあいだ二時間ごとに、食べることです。悲しくなったり怒りたくなったら、自分に語りかけなさい。『そうだ、これはタンパク質を食べろということなんだ』と」

レッサーはHODテスト（ホッファーとオズモンドが開発したテスト）もしたうえで、ピルは知覚異常でパラノイドであり、初期統合失調症と診断した。

彼は帰っていくとき、「先生、あの声（幻聴）はなんですか、ぼくはどうしたらいいんですか」とたずねた。

レッサーは「それを聞かないこと、無視することです。おまえなんか地獄へ行ってしまえとね」と言っている。

次にやってきたときのピルの言葉は、次のとおりである。

「あの声はなくなりました。ぼくは朝食にステーキと卵を食べていますし、一日に何回か肉を食べています。先生から言われた通りに、エネルギーがもどってきたし、食欲ももどってきました。よく眠れています。まだ神経過敏ですが、どんな精神安定剤もいらなくなりました」

三回目の面接は、初診から三週間目だったが、そのときまでにピルは充実した感じになり、肉体的にも別人のようになった。ふたたび集中できるようになり、学業成績もよくなった。

レッサーは次のようにいっている。

「私にとっては、発病したばかりの統合失調症患者を治すのはめずらしいことではない。多くの患者は不幸にも、たいてい何年も強い精神安定剤を投与されてから私のところにやってくるので、その道をもどるのは長い時間がかかり、困難なことであって、いつも成功するとはかぎらなかった。ピルのような初期のケースの場合はいつでも、高タンパク、未精製の食品、それに栄養サプリメントで、急速に回復した」

食べられない、眠れないで悪化

レッサーの次の言葉も、きわめて重要である。

「私は、精神病的なエピソードが起こる直前に、その人はかならず、食べたり眠ったりできなくなることを観察してきた。……彼らの以前の食事は貧弱で、タンパク質は不足し、コーヒー、茶、砂糖、それにデンプン、つまりビタミンとミネラルが欠乏している甘い味のジャンクフード（がらくた食品）を、決定的に好んでいた。睡眠不足も精神病発病の鍵である。

おそらく不眠症それ自体が、食欲欠乏とまちがった食事に由来するもので、鎮静ミネラルのカルシウムおよび亜鉛と、トリプトファンやフェニルアラニンなどの、アミノ酸の欠乏によるのだろう。これらはみな栄養濃度の高いタンパク質食品で、もっともよく供給されるのである」

あとでとりあげるナイシアンについても、レッサーは症例を示しながら、精神症状にたいへん効果があると述べている。

3　統合失調症の生化学――ファイファーの研究

五つのビオタイプ

カール・ファイファーは、アメリカ、ニュージャージーのブレーン・ビオ・センターの所長であった。このセンターは非営利の外来クリニック兼研究センターである。統合失調症にかぎらず、低血糖症、ヘルペス、アレルギー、重金属による中毒などにもとりくんできた。

ファイファーも、精神疾患と栄養の関係を論じている。ほとんどあらゆるタイプの心の健康の問題が、栄養療法で明らかに好転してきたという。栄養欠乏について鋭い指摘もしている。食物から摂取する栄養が適正にはたらくのをさまたげる「反—栄養素」というべき化学物質が現代の問題である。ある種の食品添加物、家の中の化学物質、薬、煙、廃棄物、産業汚染など。たとえば、ガソリンの鉛と、たばこのカドミウムは、脳に蓄積されて行動と気分に影響する。

ファイファーはいう。有益な栄養素が少なく、有害な「反—栄養素」を多くとると、体と心のエネルギーが影響をうける。十分なエネルギーなしには、現代社会のストレスと要請に対処することがむずかしい。これが砂糖、ティー、たばこ、チョコレート、刺激的な薬物など、「刺激物」を過剰摂取することにつながる。しかし、刺激物はエネルギーを枯渇させ、不安や多動の状態にかたむかせる。不安状態で過剰刺激にさらされると、アルコールや精神安定剤などの「抗うつ物質」の使用を導く。

さらにこの三十年以上の研究で、食物アレルギーが心と情動の症状を起こすことがわかってきた。つまり、最適以下の栄養、「反─栄養素」にさらされる、砂糖、刺激物、抗うつ物質の過剰使用、食物アレルギー、これらの要因を正すことが、本質的な改善をもたらすというのである。

さて、ファイファーは統合失調症の患者を、生化学的検査にもとづいて、ビオタイプと呼ぶ次の五つのタイプに分けている。

①ヒスタペニア──血中ヒスタミンが低く、銅過剰。統合失調症患者の50％
②ヒスタデリア──血中ヒスタミンが高く、銅値が低い。統合失調症患者の20％
③ピロルリア──尿にピロールが検出される。亜鉛とビタミンB_6の二重欠乏。統合失調症患者の20％
④脳アレルギー──たとえば、小麦グルテン・アレルギー。統合失調症患者の10％
⑤低血糖症──統合失調症患者の20％

これらの％数を加算すると100以上になるのは、多くの患者が複数の障害をもっているからである。このセンターでは五千人以上の、統合失調症というラベルを貼られた人たちを治療してきたが、そのうち95％の人たちは、この五つのタイプのどれかに入れることができた。

ファイファーは、ビオタイプが正確で適切な治療の指針となれば、こうした患者の90％の社会復帰が達成される、と述べている。

この五つのタイプのそれぞれについて、説明していこう。主としてファイファーの著書『精神疾患と栄養』にもとづいてである。

ヒスタペニア

ヒスタミンは重要な脳化学物質で、痛みとアレルギーへの反応、涙を流す、粘液過剰、唾液、その他の体からの分泌など、あらゆる反応に関与している。

加藤伸勝監修『生化学的精神医学』でも、柿本らが「分裂病患者では血中ヒスタミン濃度が低い、というデータもある」と書いている。

ファイファーは、何千という患者のデータを調査したところ、50％が血中ヒスタミン値が低く、彼らが改善されていくと、それが正常値まで上がることを見いだした。では低ヒスタミンの原因は何か。ファイファーは銅過剰を示唆している。「われわれが診断した統合失調症患者の約50％で銅が高かった。その患者たちはパラノイアと幻覚を経験することが多かった。亜鉛とマンガンで改善された」と述べている。

ファイファーはまた、ビタミンB_3欠乏で起こるペラグラの患者は銅値が高いという研究、それにペラグラ患者の異常に高い銅値が、ナイアシン療法で下がったという研究をあげ、ナイアシン（ビタミンB_3）の効果をも示唆している。さらに、ビタミンC欠乏で銅値が上昇し、高い銅値がビタミンCを破壊するという、悪循環も指摘している。

ファイファーは、次の二つの仮結論をひきだした。

①高い銅値が、ビタミンB_3欠乏のペラグラと似た精神疾患を起こすかもしれない。

②ビタミンB_3とCの欠乏は、共働作用によって銅値を上げるかもしれない。

ヒスタデリア

ヒスタデリアは、高ヒスタミンの人のことであるが、統合失調症患者の約20％を占めていたという。ビタミンB_3とCの療法に反応しないし、ビタミンB群の葉酸が与えられると、確実に悪くなるという。効果があるのはカルシウムの補給である。それは体内のヒスタミン蓄積のいくらかを放出する。また、ヒスタミンを解毒する自然なアミノ酸メチオニンを放出する。

ピロルリア

尿にピロールという物質が、高い値で検出されるのがピロルリアである。ファイファーは次のように述べている。

統合失調症患者の約30％がピロルリアであり、健常人の11％にもそれがある。ピロールの尿排泄が初めて精神疾患と結びつけられたのは一九五八年で、カナダ人のペイザが、実験でＬＳＤモデル精神疾患になった患者たちの尿の中に、新しい物質を発見した。その後、多くの精神疾患患者に見いだされた。

一九六一年にホッファーらは、三十九人の統合失調症患者のうち二十七人の尿に、〝藤色因子〟を見いだした。ドナルド・アービン は、それの正確な構造がクリプトピロールという物質であることを発見した。これがさらにブレーン・ビオ・センターのアーサー・ソーラーによって確証されている。

ファイファーらは、このクリプトピロールが重いB_6欠乏を生みだすこと、また亜鉛を体外に出してしまうことを見いだした。この知見にもとづいて、ピロルリアの患者は、ビタミンB_6と亜鉛の両方で治療されたときによくなった。

脳アレルギー

ファイファーは、食べもののアレルギーは、脳のなかのホルモンその他の重要な化学物質の値を乱し、その結果、うつから統合失調症にまでおよぶ、さまざまな症状を起こす可能性があるという。

アメリカのアレルギー専門医、フィルポットは、二百五十人の精神障害者に、食物・化学アレルギーが存在しているか調べたところ、精神病と診断されていた患者たちに、最高の率で症状があることがわかった。たとえば、統合失調症患者53人のうち、64％が小麦に、50％が牛乳に、75％がたばこに、30％が石油化学製品の炭化水素に悪く反応した。

ファイファーは、アルコール依存症、うつ、統合失調症の患者九十六人と、六十二人の統制群を比較した研究を紹介しているが、統合失調症の患者群は、80％が牛乳と卵の両方にアレルギーがあった。統制群では、なんらかのアレルギーになっていたのは、９％にすぎなかった。

アレルギーの治療法としてファイファーがあげているのは、やはり栄養療法である。ビタミンCとB_6、カルシウム、カリウム、亜鉛、マンガンの効果が論じられている。

脳アレルギーの章で、とくに強調されているのが、小麦、ライ麦、その他のシリアル穀物によるセリアック病で、統合失調症の子どもたちが、法外にセリアック病にかかっている報告を紹介している。セリアック病の原因になりやすいのが、グルテン、すなわち、小麦、ライ麦、そば、オートにあるタンパク質である。腸内酵素がグルテンを消化できず、有毒物質が蓄積されて腸壁の内側を刺激し、すべての栄養素の慢性消化不良と吸収不良を起こす、という理論がある。別の理論もある。グルテンのなかのエクゾルフィンが、気分に関与する重要な脳内化学物質、エンドルフィンと競合する、というものである。

ファイファーは、統合失調症の病理で、小麦グルテン過敏性を考慮すべきであると述べている。

低血糖症

ファイファーは、血糖の決定的重要性について、次のように述べている。

「血液で輸送される糖（ブドウ糖）は、体の細胞がその活動全部のエネルギーを得る燃料である。……ブドウ糖とミネラルの蓄積が枯渇《こかつ》すれば、体の細胞はもはや適正なエネルギーを生みだすことができない。体内のすべての器官と組織のなかで、脳は血液からのブドウ糖の一瞬一瞬の供給に、もっとも依存している。血糖が落ち込むと脳は即座に影響されて、疲労と情動的混乱が起こる」

血糖を正常に維持するための最適な食事は、全粒穀物、いも、野菜、ナッツなどの複合炭水化物の食事である。砂糖のような精製炭水化物は、体のブドウ糖代謝において最悪のものである。穀物が多糖類であるのに対して、砂糖は二糖類で早く分解され、血糖値を急激に高めるので、膵臓《すいぞう》が大量のインスリンを分泌し、血糖値を急激に低下させる。

大量の糖の処理を、くり返し強いられると、その膵臓は過敏になり、低血糖症が発生する。低血糖に対処するため、体は副腎からアドレナリンを分泌させ、肝臓を刺激してグリコーゲンを出させる。アドレナリンは、次に述べるホッファーの研究に登場するアドレノクロムと関係があるので、この点でも低血糖症は、たいへんに重要な意味をもっている。

4　ホッファーの統合失調症研究

カナダの精神医学者、エイブラム・ホッファーの、統合失調症研究の核のひとつは、アドレノクロムの毒性に注目して、ナイアシン（ビタミンB_3）の効果を検証したことであり、もうひとつは、統合失調症と尿中のクリプトピロールとの関係を探究したことであろう。

一九五一年、レジャイナ総合病院の精神医学研修医であったホッファーは、イギリスからきた精神医学者、ハンフレー・オズモンドに出会った。オズモンドはスマイシーズとともに、統合失調症には毒性化合物〝M〟があるという仮説をたてていた。

彼らはメスカリンに注目した。メスカリンは、サボテンの一種のウバタマおよび同属植物に含まれるアルカロイドで、幻覚作用がある。彼らはメスカリンで誘発された健常人の心理的経験と、統合失調症患者の経験を比較した。感覚障害、運動障害、行動障害、思考障害、理解障害、幻覚、分離、離人化、気分障害において、たいへん似ていた。

彼らはまた、メスカリンがフェニレチアルアミンで、構造がアドレナリンに似ていることも認識した。さらにぜんそく患者用のアドレナリン溶液が悪化（変色）したものが、同じような心理的経験を起こすことも観察していた。

ホッファーらは、メスカリンのような心理的体験を起こし、構造がアドレナリンに似ている物質を探し求めることにした。やがて一九五二年のサスカチェワン統合失調症研究委員会でのハチェオン教授の話から、アドレノクロムが注目された。ハチェオンは、アドレノクロムの研究で医学博士号を得た人だった。アドレノクロムは、アドレナリンの酸化によって生成されるものである。

アドレノクロムについて

ホッファーは、アドレナリンについて二つの化学反応式を提示した。

①ノルアドレナリン→アドレナリン

②アドレナリン→アドレノクロム

化学式①はメチル群を必要とする。ノルアドレナリンは、メチル供給体からメチル群をひろいあげてアドレナリンになる。

ホッファーはこの二つの方程式から、アドレナリンが酸化したアドレノクロムが、幻覚などの統合失調症症状の発生にかかわるのであれば、アドレノクロムのもとになる、アドレナリンの分泌を抑制することだ、と考えた。それには二つの方法がある。
①ノルアドレナリンにメチル群が加わるのを防げれば、アドレナリンの分泌を抑制できる。
②アドレナリンのアドレノクロム化を抑制し、他の合成物にする。
ホッファーは、以前にビタミンについて研究したことがあり、ナイアシン（ビタミンB_3）が自然なメチル受容体であることがわかっていた。

ビタミンB_3の二つの型、ナイアシンとナイアシンアミドは両方とも、メチル群をひろいあげるメチル受容体である。ホッファーはこのビタミンが、ノルアドレナリンを利用できなくすることで、アドレナリンの生成を減少させると考えた。

ナイアシンの効果の研究については、あとで述べる。

クリプトピロール（KP）について

クリプトピロールと統合失調症の関係については、ファイファーの研究のところでも述べたが、ホッファーもとりくんだ問題である。

ホッファーは一九九八年に、次のように述べている。

一九六〇年に、ＬＳＤ経験をモデルとしてつかうことで、統合失調症の生化学的問題を発見できるのではないかと考えた。そのアイデアは、治療用ＬＳＤを投与されたアルコール依存症患者の、尿を集めることだった。その最初の患者の尿に藤色のスポットを発見した。その〝藤色因子〟の性質を調べたうえで、統合失調症患者の尿を調べはじめた。驚いたことに、まったく同じ合成物を見いだした。

それから何年もかけて四つのセンターで、何千という患者の尿を調べたところ、いろいろな精神疾患患者の群に、次のように見いだされた。

急性統合失調症患者	75％
慢性統合失調症患者	50％
精神病でない患者の全部	25％
身体的疾患の患者	５％
健常な被験者	０
回復した統合失調症患者	０

ホッファーらは、尿にKPが認められた人たちをマルバリアンと名付け、一九六三年にマルバリアンの患者と非マルバリアンの患者を比較した。マルバリアン群は高い比率で、知覚障害、思考障害、不適応行動があった。マルバリアンは、事実上は診断されていない統合失調症患者と思われた。そこでビタミンB_3の有効性を検証することになった。

三十九歳のある女性は、五年間アルコール依存症だった。知覚症状はなかったが、パラノイド、緊張、うつ、自殺志向があった。尿検査でマルバリアンであることがわかった。LSDを与え、その翌日からナイアシンアミドの投与を始めた。彼女は正常を維持するようになった。

ホッファーは、KPがピリドキシン（ビタミンB_6）と亜鉛の二重欠乏を起こすことを知らなかったが、のちにファイファーから知らされている。ホッファーはビタミンB_3が有効であることをみつけたが、ファイファーはビタミンB_6と亜鉛が有効であることをみつけている。ファイファーもビタミンB_3を用いている。

ピリドキシンは体内で、トリプトファンをビタミンB_3に変換するのに不可欠である。

つまり、B_6の欠乏はB_3の欠乏を導くのである。

このように、統合失調症とKPとの関係について、この二人の精神医学者が明確に認識し、治療のポイントとしているのである。

ナイアシン投与の効果

ホッファーらは、アドレノクロムについて探究し、ナイアシン投与の効果を検証する研究を進めた。パイロットスタディー、二重盲検研究、臨床研究、追跡研究などで、改善、入院日数、再入院回数、自殺の有無などで、効果を証明した。

オズモンドのパイロットスタディーによる、ひとつのケースを紹介する。

二十二歳の男性。暴力的な精神病で入院し、一連の電気けいれん法で短期間の改善は示したが、まもなく再発。インスリン昏睡療法がおこなわれたが次第に悪化、拘束具をつかわれるようになった。ついには昏睡状態。年配の精神科医がオズモンドに、死にそうだと知らせてきた。

このことを聞いたホッファーは、オズモンドにビタミンB_3とビタミンCの投与を提言した。患者は食べることも、のむこともできないので、胃にチューブを入れ、ナイアシン5gとアスコルビン酸5gが注入された。

その夜、彼は昏睡からぬけだした。翌日、体を起こして、のむことができるようになった。ナイアシン5gとアスコルビン酸5gを毎日投与したら、二週間後にはよくなった。四週間後、家族が彼を家に連れ帰っている。

ホッファーは、何年もたってからこの元患者と会っている。彼は入院していたときのことは思いだせなかった。正常になっており、ビジネスマンとして立派に仕事をしていたという。

二重盲検研究では、改善された人数が、プラセボ（偽薬）群では3／9、ナイアシン群が8／10、ナイアシンアミド群が9／11だった。

臨床研究では、統制群九十八名の患者一人当たりの入院日数が三百十九日、B_3群七十八人のそれは二百三十四日で、入院日数が短くて退院している。

追跡研究でも、ナイアシン群がプラセボ群と比べて、再入院の日数が短い。

治療法は食事改善とビタミン投与

ホッファーは統合失調症を症候群とみて、脳アレルギー、ビタミン欠乏、ビタミンB_3依存症、ミネラル欠乏、有毒ミネラル、幻覚誘発剤をあげているが、もっともありふれた型が、脳アレルギーとビタミン依存症候群とみている。

治療法としてまずあげられるのが食事で、砂糖なしの食事を強調している。砂糖を除くのは、これが食事改善のもっとも容易な道だからである。食物アレルギーの病歴があるならば、アレルゲンの食物を探す。ミルクが代表的な例としてあげられている。アレルギーにはビタミンの大量投与が有効である。

もっとも有望なのがナイアシン、ナイアシンアミド、それからアスコルビン酸である。毎日とるナイアシンは、体内のヒスタミンを次第に低下させていく。ヒスタミンは、アレルギー反応のあいだは放出され、毒性反応を起こす可能性があるので、ナイアシンを用いることは、これらの毒性反応を低下させることになる。

また、アスコルビン酸がヒスタミンを破壊する。したがって、血液中にヒスタミンが大量に存在していても、大量のアスコルビン酸がその血液内で循環していたり、体内の組織に存在していれば、ダメージは少ない。

ホッファーによれば、統合失調症を治療するための主要な三つのビタミンは、ビタミンB_3、ビタミンB_6、それにビタミンCである。

栄養療法による治療のケース

ホッファーは一九六〇年に、次のようなケースに出合った。

米国からある医師が電話をかけてきた。ひどく落ち込んでいて、泣きながらであった。彼の十三歳になる息子が、数か月前から大学病院の精神科病棟に入っているが、精神科の教授から、あなたの息子の治療法はない、けっして回復しないから、精神病院に入れて、できるだけ早く息子のことは忘れるのがベストだ、とアドバイスされたという。

しかしこの医師は、このアドバイスを受け入れることができなかった。医学図書館で調べて、ホッファーらの初めての報告を知ったという。

ホッファーは一日当たり３ｇのナイアシンを与えることを勧めた。１００㎎の錠剤のカプセルの毒性を避けるため、５００㎎の錠剤を使うことを勧めた。彼はあるビタミン会社の存在を知り、５００㎎の錠剤を製造してもらえることになった。

この医師は、このナイアシンを入手するとすぐに、そのビンを病院に持っていき、息子への投与をはじめてほしいと頼んだ。教授はひどく敵対的になり、ナイアシンはすでに試したのだが効かなかった、と明白なウソを言い、さらにナイアシンは〝脳を乾燥させる〟とウソを重ねた。

ナイアシンは脳膜の血管をわずかに拡張させるが、皮膚の血管拡張の場合のようには、内部器官を紅潮させることはない。この教授は残酷にも、「もしナイアシンを試せというなら、子どもを退院させるが、ひどい精神病なので、家庭では面倒みられないだろう」と言った。

医師である父親は、怒りがこみあげてきた。妻に話し、息子にナイアシンを与える決心をした。妻に、息子が好きなサンドイッチをつくるときに、ナイアシンをすりつぶして入れるようにと言った。妻はこわがって拒否した。そこで自分でサンドイッチをつくり、毎日午後に息子を訪ねて散歩に連れだし、ナイアシン強化のサンドイッチを食べさせた。

三、四週間たったとき、息子は「お父さん、このサンドイッチを食べるたびに、体が赤くなるよ」と言った。父親は、息子が精神科医に話すのではないかと気になって、それ以後はナイアシンアミドを与えるようにした。

ビタミンB_3を与えはじめてから十二週後、息子が「お父さん、家に帰りたい」と言うようになった。父親は彼を退院させた。彼は十八か月ナイアシンアミドをとりつづけ、アメリカでトップクラスの高校を卒業した。

うまくいったので父親はホッファーに、B_3をつづけなければならないかとたずねた。ホッファーは、試しにやめてみたらと助言した。六か月後、再発しはじめた。ふたたびナイアシンアミドを投与したが、一か月たってもよくならなかった。そこでホッファーがペニシラミンを数週間つかったところ、完全に回復。その後はビタミンをつづけた。彼は大学を卒業して医師となり、スペシャリストになって研究の仕事をしているという。

ホッファーは、現在でも、臨床活動をしていて、ホームページにその経過や成果を発表している。

このような栄養療法がなぜ普及しないのかは、前に述べておいた。

5　統合失調症とＥＰＡ——ホロビンの研究

英国統合失調症協会医療顧問であるホロビンの著書が『天才と分裂病の進化論』（新潮社）という題で、邦訳出版された。興味をひく内容である。

ホロビンは、一九三六年のニッセンらの論文に注目した。関節炎の患者はめったに精神疾患にならず、統合失調症患者が関節炎になることもまれである、と述べていた。ホロビンは痛みにも関心をもった。患者の家族にたずねてみると、患者は異常なほど痛みに強いことに気づいていた。とくに重い精神症状が出ているとき、それは顕著だった。

ホロビンはまた、脳梅毒のマラリア療法でノーベル賞を受けたヤウレックのエピソードからも示唆された。彼は統合失調症患者にマラリア療法を施した。最初は驚くべき結果が表れた。精神症状は消えたようにみえた。しかし熱が下がると再発した。統合失調症患者は関節炎にかからない。痛みを感じない。熱が出ると精神症状が改善する。これらの関係への問いを抱いているとき、コレステロール値の高い患者への助言を頼まれた。コレステロールを下げる最良のものはナイアシンだった。紅潮が懸念されたが、意外にもそれは起きなかった。

ホロビンは、多量のナイアシンを使っているホッファーに電話した。ホッファーは、患者がひどく紅潮することなどめったにない、と答えた。

やがて、ホロビンの頭にひらめいた。患者が紅潮しない、痛みを感じない、関節炎にならない、熱の効用、これらを結びつけるものがあった。すべてはアラキドン酸とそれから生成するプロスタグランジンに関連することに気づいた。

人体は、炎症反応を起こすことで傷害に対抗する。紅潮、苦痛、腫れは、リン脂質からのアラキドン酸が、プロスタグランジンに変換することで、ひき起こされる。

その後、研究者たちは、患者の赤血球と脳の中のアラキドン酸が欠乏していること、アラキドン酸の酸化率が高いこと、不飽和脂肪酸の酸化が大で、細胞膜のアラキドン酸が少なく、血液中の必須脂肪酸が低いことを示した。

理論的には脂肪酸、とくにエイコサペンタエン酸（ＥＰＡ）が有望である。

ホロビンはピートと共同で、患者群にＥＰＡ、ＤＨＡ、プラセボを与え、効果を比較した。ＥＰＡ群では、他の二群にくらべて大幅な改善率がみられた。

新しい患者についても、同じ比較研究が行われたが、ＥＰＡを投与した患者は一、二週間で、三十一人中十人が標準的な薬物療法を必要としなくなった。

第六章

統合失調症患者への援助の実際

1　薬よりも栄養療法をもとめる人びと

「馬にくわせるほど」の薬

一九九九年十月に、ファイファーの著書『精神疾患と栄養』（ブレーン出版）を翻訳出版したが、まもなく遠方のある男性から電話相談があった。

娘が精神疾患で、すでに数年も医療を受けているが改善されず、困りぬいている。母親がこの本を書店でみつけ、類のない本で、娘にあてはまることがあまりにもあるので購入した。父親である自分も読んで、具体的な方策のアドバイスがほしい、ということだった。

「馬にくわせるほどの薬が与えられてきたのですがよくならず、ほとほと困っています」と訴えていた。

医師からは「軽い統合失調症ではないか」と言われているという。娘さんは在宅。遠方の地なので、空路もつかって母親が相談にこられた。そのときに、「馬にくわせるほど」の薬のリストも持参された。
処方されている薬は、次のとおりである。
①ガスター錠（消化酵素分泌抑制）
②メトリジン錠（血圧を上げる）
③トリオミン散（強力な精神安定剤）
④アナフラニール錠（抗うつ剤）
⑤ルボックス（抗うつ剤）
⑥レキソタン錠（抗不安剤）
⑦マーズレンS顆粒（組織修復性潰瘍治療剤）
⑧アキネトン錠（抗コリン系パーキンソン病治療剤）
⑨テイコク六君子湯エキス顆粒（胃腸薬）
⑩プルゼニド錠（大腸刺激性下剤）
⑪アモパン錠（催眠鎮静剤）
⑫ハルシオン錠（催眠鎮静剤）

⑬トリプタノール錠（抗うつ剤）
⑭インプロメン錠（強力な精神安定剤）
⑮ラキソベロン液（大腸刺激性下剤）
以上、十四日分の処方である。

甘いものが好きだった

この娘さんは、母親の話では甘いものが好きで、毎日、菓子パン、チョコレート、チップス菓子をよく食べてきたという。医師からは、食事についての指導は何もなかったという。

処方薬をみると、ガスター錠がある。毎食後と就寝前の服用が指示されている。こういう薬は、症状に即しての服用が大事だと思うが、一日四回を十四日も連用してよいものだろうか。

強力な精神安定剤が二種類、抗うつ剤が三種類、催眠鎮静剤が二種類であるが、同じ効果をめざす薬をなぜ複数つかうのだろうか。とくに抗うつ剤は三種類もある。栄養に目を向けたうえでの処方ではないので、いっそう疑問を感ずる。

血圧を上げる薬も処方されているが、血圧が低いためだろう。薬の副作用もあるかもしれないが、食生活からみて低血糖症も疑わしい。低血糖症状には低血圧もうつもある。

ビタミンB_3、B群、亜鉛を与える

私がこの両親に伝えたのが、低血糖症であるかもしれない、ということだった。診断は医師の仕事であるから、はっきりさせたいのなら、低血糖症にくわしい医師を紹介しますと伝えた。

さっそく、その医師と相談、遠距離なので地元で糖負荷試験を受けたが、低血糖症を理解していない医師だったため、五時間はやってもらえず、三時間だけだった。しかし三時間のあいだに血糖値が低くなったと告げられた。やはりという感じである。これまでは、血糖値はぜんぜん問題にされてこなかった。

この両親に私がお勧めしたのが、ビタミンB_3とビタミンBコンプレックス、それに

亜鉛をとってみたらどうか、ということだった。BコンプレックスにはB_6が含まれているからであるし、BはB群としてとったほうがよい。

B_3はホッファーの研究にもとづいてであり、B_6と亜鉛はホッファーとファイファーのクリプトピロールの研究にもとづいてである。

この三栄養素を含む補助食品が、娘さんに与えられはじめた。十日ほどたって、父親から喜びの声で電話があった。

いままで食欲不振で、食事を十分に食べられなかったのが、朝もごはんとみそ汁をはじめ、しっかり食べられるようになったし、睡眠薬をのまずに眠れるようになりました、という報告であった。

五か月後、薬はまったくいらなくなりました、と報告があった。一年後、すっかりよくなりました、と報告された。

十年間薬をのんでもよくならなかった

第一章でもふれたが、ある父親から相談された娘さんのケースである。

娘は十七歳で発病、「統合失調症」と診断され、すでに十年たっていた。父親がファイファー著『精神疾患と栄養』を読んで、亜鉛の重要性を認識し、半年ほど前から亜鉛剤をとらせてきたら、かすかによい方向への変化がみられたという。

投与されている薬は次のとおりだった。

一日三回投与の薬――六種類

インプロメン錠、クロフェクトン錠、コントミン錠、アキネトン錠、レキソタン錠、ドグマチール錠

就寝前投与の薬――三種類

ロドピン、ベンザリン錠、酸化マグネシウム細粒

朝夕二回の薬――二種類

ビタノイリン、エチホール錠

医療を受けはじめてから十年たっても、こんなに多くの薬が投与されているということは、薬では治せないということを証明しているのではないか。

エチホール錠は低血圧の薬である。そこでまた、私にはこの人は低血糖症ではない

か、という仮説がわいた。低血糖症の人は低血圧、低体温の傾向がある。

これまで血糖値は検査されたことがありますか、とたずねたら、この十年のあいだそういう検査はされませんでした、という返事だった。そこで千葉市のマリヤ・クリニックを紹介した。

父親はすぐに予約し、二、三日後に連れていき、検査を受けた。

やはり血糖は落ち込んだ

十日ほどたって、検査結果をたずねたら、やはり血糖がひどく落ち込んだということだった。検査開始から二時間半で、血糖値が44㎎／$d\ell$という低い値になった。絶食時は97、最高値は151だった。最低値が50にも達していない。インスリン値も、前半はかなり高く、過剰分泌になっている。まぎれもなく低血糖症である。

体は血糖低下に対処するため、副腎からアドレナリンとノルアドレナリンというホルモンを分泌する。アドレナリンは大脳辺縁系を刺激し、怒り、不安、敵意、暴力といった攻撃的感情を起こし、ノルアドレナリンは恐怖感、自殺観念、強迫観念、不安感といった感情を起こす。

アドレナリンとノルアドレナリン

ノルアドレナリンは、大脳皮質前頭野46野の神経伝達物質となっているので、低血糖によりノルアドレナリンの濃度が急上昇すると、理性的な判断ができなくなり、発作的な感情に支配されてしまう。

アドレナリンといえば、ホッファーが研究してきたアドレノクロムは、アドレナリンが酸化したものである。

ノルアドレナリンについては、東大准教授・中安信夫氏の著書『初期分裂病』(星和書店)に、興味をひく症例がのっている。

当初はペルフェナジン6㎎(二週間)、次いでハロペリドール2・25㎎(三週間)を投与したが、まったく無効。初診から五週間後、オキシペルチンを投与、二週間で症状は軽減しはじめ、二か月後にはすべての症状がほぼ消失したという。この薬は、ノルアドレナリン枯渇剤《こかつざい》といわれている薬である。

中安氏は、分裂病の初期治療について、ノルアドレナリン系に活路を見いだそうとしているというので、ホッファーの研究にも目を向けてくれればと期待している。

失われた十年――親のなげき

前述の父親は、「失われた十年」と題して、次の文を寄せてくれた。

「娘は高校一年の時から休みだし、ひきこもりの状態になりました。いじめられたから、と言っていました。内科、精神科といろいろな病院に行きましたが、はっきりせず、やがてある病院で分裂病と診断され、薬をのむようになりました。

一九九五年春から狂乱状態が頻発、拘束式の病院に入院させました。三か月で、完治したとのことで、退院させましたが、ときどき混乱状態に陥りました。ある大学に入学し、精神科の薬をのみながらの学生生活でしたが、けっきょく退学しました。

マリヤ・クリニックで血糖の変化が調べられ、二時間半で重い低血糖になることがわかりました。考えてみると、食後二時間半ぐらいで狂乱状態になっていたことに気がつきました。

食事療法、栄養サプリメントを勧められました。それから約一年、そうとう改善して、今では日常の生活が落ち着いています。

月に一度くらい、分からなくなるような症状がでますが、安心して、寝ることができるようになりました。このごろは、不安感を訴えなくなり、激しかった便秘も消えてきました。もう一息だろうと期待しています。

日本の精神科の治療法は対症療法で、異常状態を抑えるだけの投薬をおこなっていますが、患者の健康を回復させる治療法はおこなっていないようです。そのうえ、体の状態についての緻密な検査はおこなわず、問診だけで判断しているようです。血糖が時系変化するという当然のことがわかるまで十年もかかるとは、人の人生をどう考えているかと、怒りを感じます。この療法はビタミンとミネラルで、薬ではないので、安心しておこなえます。ただ問題は、保険がきかないので、経済的負担が重いことが大変なのですが、娘の人生には代えられないので、がんばっています。

デイケアで、娘と同じような感じの人たちが、いっしょになりますが、なかには自殺した方もいました。精神科の先生が、患者を治すことに努力しないで、福祉活動に熱心であるのは困ったことです」

十年も娘を薬づけにされてきた父親の、この切実な訴えに、耳をかたむけていただきたい。

2　患者の家族からの悲痛な訴え

雑誌『第三文明』の記事

二〇〇一年秋、雑誌『第三文明』編集部から取材をもとめられたとき、カナダのホッファー博士が、ビタミンB_3を主とする栄養療法で、統合失調症の治療に大きな成果をあげていることを伝えた。それが記事として、「ライナス・ポーリングの栄養学が提唱するもの」という題で、二〇〇一年十一月号に掲載された。

この記事を読んだある男性が相談を求めてきた。「自分はその病気で十七歳で発病、今は四十三歳。ビタミンB_3を試《ため》してみたいので、入手のしかたを教えてください」ということだった。そこで入手の世話をしてあげた。

この男性は仕事についていて、ときどき通院。毎日、向精神薬を服用しているという。

のみはじめてから数日後、電話で報告があった。

「このビタミンB_3をのみはじめたその日から、はっきりよい変化を感じました。自分でわかりますが、いままでは自分がおびえているので、まわりの人に威圧感を与えていましたが、それがなくなってきました。妻からは、顔が変わってきたね、と言われています」と話してくれた。

別の人からも手紙が届いた。「記事に釘づけになりました。息子は二十歳ごろより発病、現在四十一歳です。幻聴、幻視、うつ、暴言などを経て、今では家の中だけの生活です」

息子さんは最近では、痴呆《ちほう》みたいな感じだったという。昨年八月、医師が処方した薬に説明がついたので、読んでみたら、あまりにも副作用が多いので、これでは治るはずはないと思ったという。

この息子さんも、ビタミンB_3をとりはじめた。

一週間ほどたって、母親から電話をいただいた。受話器をとって耳にあてたとたん、明るい調子の声であいさつがあり、ご主人と交代された。

ビタミンB_3をとりはじめて二、三日で眼が輝いてきたし、顔の表情が正常だったときのようになりました、という報告だった。

必死に援助をもとめる親たち

前記の二名の方のことをふくめた記事が、『第三文明』二〇〇二年四月号に掲載されるや、全国からつぎつぎに、統合失調症などと診断され薬を投与され何年もたっている、なんとかしてビタミンB_3を手に入れたいという、必死の思いの通信が毎日届くようになった。

次は、ある母親からの訴えである。

「息子は二十歳で発病、現在二十三歳です。大学病院で妄想性障害と診断され、通院していたのですが、薬だけの治療よりもカウンセリングが受けられるところはないかということで、市からクリニックを紹介されました。精神分裂病と診断され、私も一緒に行くのですが、カウンセリングといっても、医者ひとりですので、無理するな、急ぎすぎるな、ゆっくり寝て休んだほうがよいといって、朝昼夕計二十四錠、就寝時四錠の薬が与えられつづけ、不安と不信で困りはて、薬の少ない医者を探そうと思っていました」

ある女性患者について、投与されている薬のことを知らせてくれた人もいた。次のような薬である。

イソミタール、プロバリン、ヘゲタミン、センノサイド、レボトミン、ロヒプノール、アローゼン、ベンザリン、セレネース、アキネトン、コントミン、セルベックス、コンスタン

「薬の働き」という説明がついているが、不安あるいは緊張を和らげる、改善する、という薬が八種類である。これらの薬の相乗作用というのは、研究されているのだろうか。

ある家族は、大学病院精神科で主治医から「ある薬を全部試してみます」と言われたという。

私が学びはじめたころの心理学の本には、学習の基本の型として、ネコやネズミの試行錯誤実験がのっていた。箱や檻の中で動きまわっているうち、たまたまある反応をするとエサにありつける。くり返しているうち、やがて、エサにありつけるまでの時間が早くなる、というのである。手もとにある薬をつぎつぎに試してみるという治療法は、ネコあるいはネズミ並みのやり方ではないだろうか。

次は、私に寄せられた訴えの例である。

○私は、長いあいだ精神病で苦しんでいます。現在二十二歳ですが、いまだに病気は治らず、働くこともできません。医師からもらった精神安定剤をのんでいますが、病気はよくなりません。記事を読みました。しかし薬局に行ってもビタミンB_3は売っていません。どこで手に入るのでしょうか。

○記事を読み感動して、すぐかかりつけの医師に相談したところ、「信用できないから、ビタミンB_3はだせません」と、どうしてもだしてくださいと言っても、だしてくれません。どうしたらビタミンB_3が手に入るのか、教えてください。五年前に精神分裂病と診断されました。よろしくお願い申し上げます。

○どうか助けてください!!!　記事を読ませていただき、わが家にも二十三年来、待ちに待った春がもうすぐだと確信しました。四十三歳の弟が精神分裂病と診断されたのは大学院のとき、それから約十年入院、一昨年退院し、通院しています。発病したころ、父が脳出血で寝たきりになり、五年前に他界しました。私も、娘の大火傷で、母にも苦労をかけました。病気の弟は、母の年金で二人で生活しています。母と弟を助けてあげたい。

○息子は十七歳で発病し、分裂病で二十年入退院をくり返し、今三十九歳です。五、六年はひきこもりで、前から家庭内暴力や暴言をくり返しております。生活はみな人にたよって、何もしません。食事も、肉や魚はぜんぜん食べず、人とのつきあいも、親と医者くらいしか会話がありません。現在の薬は、新薬が去年の七月よりオランザピン二錠をふくめて、一日四回合計五十二錠と粉薬一袋を三回、服用しております。なんとか息子のことをよろしくお願いいたします。

○私どもの娘は、現在十八歳で高一です。中学三年生のとき、統合失調症と診断されて三か月入院、現在は通院して何種類かの薬をのんでいます。三年間も薬をのみつづけていますので、できれば薬をやめたいと思っています。

薬——セレニカ、テグレトール、セレネース、アキネトン、酸化マグネシウム、ベサコリン、ヘゲタミン、リボトリール、ジプレキサ

○記事を読んで、子どもの病気がこれで治ると思い、涙がとまりませんでした。薬局に行ってみましたら、ビタミンB_3はありませんでした。子どもは、高校のときから、少し自分でおかしいと思い、病院に行っていましたが、それから三十歳までは病院に行っていません。高校を卒業してから、四年間浪人。高校の講師として六年勤め、去年の二月ごろから少しずつ休むようになり、今年は仕事はなく家にいます。薬をのむようになって二年五か月になりますが、よくはなりません。

○妹は二十歳で発病してから十一年間、入退院をくり返し、現在も不眠と幻聴で薬はかかせない状態です。一生、上手につきあわないとしかたない病気なんだと思いつつ、少しでも症状を軽くしてあげたいと思っています。

3　ビタミンB_3でよくなってきた

ビタミンB_3を入手して患者がのみはじめたところ、状態がよくなってきたという通信が、つぎつぎに届くようになった。その内容をやはり要約しておこう。

○ナイアシンをとるようになったら、弟は「頭がすっきりしてきた」と、表情がとても明るく柔らかになりました。母がいちばん喜んでいます。本当にありがとうございました。

○ナイアシンをのみはじめて約一か月になります。患者特有の体つきが消えてきました。鼻歌もでるようになり、調子がよさそうです。ナイアシン３gをのませていましたが、吐き気がでましたので、一日２gにしております。希望がでてきました。ありがとうございました。

○N会では試験的に五人の方が、ビタミンB_3をのみはじめました。その結果、驚くような効果がでて、当事者より親のほうが喜んでいます。もう少し早くビタミン

B_3を知っていれば、当事者も苦しまずにすんだと思っています（ただし医療機関の薬も併用しています）。この調子でいくと病気も治ってしまうのではないかと思うくらい調子がよいです。

○長男はまもなく二十六歳です。うつ病の最悪状態から抜けだしてから五、六年になります。その間、就職しても疲れがひどくて、精も根もつきはてたような状態で、行けなくなり、また就職しては行けなくなるのくり返しで、相当数の職場に迷惑をかけてきました。先月、お客様から大沢先生のことを教えていただき、すぐにナイアシンが手に入りました。ちょうど、その日の夜から仕事がきまっていましたので、食後に500㎎相当をのませて送りだしました。朝帰宅した息子は、夜勤にもかかわらず、いままでの疲れきった顔とはうって変わって、普通の人間の顔でした。その四日後に「髪の毛までもサラサラとして、つるつるになった」と言いました。私が散髪するのでさわると、つるつると気持ちのよい髪です。休まず、夜勤の仕事に行っています。最高に幸せな気分です。

○桜の芽がふくらむころ、B_3などを服用しはじめて、表情がすっきりとしたときが多くなりました。動作も少しずつ速くなってきました。診察に通うとき、市電とJRをつかいますが、以前の、人を極端に恐れる表情が薄らいできました。診察後も回転寿司に寄ることが定番になって、注文も自分で平気でするようになりました。ポーリング博士の偉大な発見が、わが子につながっていることに感動しています。

○のみはじめてから三週間になります。毎朝つらそうに起きて出勤していた主人が、日ごとに表情が生きいきとしてきて、見違えるように元気になり、仕事にでかけていきます。病院の薬はのんでいますが、様子をみながら徐々に減らしていけたらと思います。希望の光が見えてきました。長いトンネルの先の光です。

○現在十六歳の息子は、小・中でいじめられ、中三のときに転校しましたが、おかしいことを言うので、心療内科でみてもらいました。思春期のためということでした。しかし今年二月に息子の異常さに驚き、精神科の病院に行きました。それから病院の薬が与えられましたが、いつも頭がボーッとしているとか、目がかすんで見えると言っていました。ビタミンB_3など入手してのませたら、少しずつですが、よくなってきていることがわかるようになりました。でも毎週病院に行き、薬を一日一回夜寝る前にのませていました。朝起きてもきつそうにしているのが気になって、病院に行くたびに担当医にきくのですが、いちばん弱い薬だといって、その薬をかえてくれませんでした。ビタミンをのみはじめてしばらくして、睡眠薬をのまずに眠れるようになったのですが、朝から夕方にかけてぐったりしているのが、気になってしかたがありませんでした。そのうちテレビニュースで、息子がのんでいる薬で亡くなった人がいると聞き、びっくりして、その日から薬はのませずにいました。病院にも電話を入れて、承諾してもらいました。その一週間後、医師に薬をのまずに大丈夫だと話したら、様子をみるということで、病院に行かなくてよいことになりました。今では外に自転車で行くことが多くなり、新聞や本も読むようになりました。笑顔がほとんど消え、テレビさえ見られなかった息子が、この二、三か月、笑顔で話せるようになったことで、主人ともども喜んでいます。

4　患者自身からの報告

ある女性患者は、あまりにも劇的な変化がおきたので、感動して礼状を寄せてくれた。次の文である。つらかった体験も述べており、私にとっては、たいへん貴重なお手紙であった。

「わたしは二十七歳です。十九歳のとき発病し、分裂病になり、学校もやめました。分裂病という病気は本当に恐ろしい病気です。寝ていると、〝起きろ〟という声が聞こえ、鬼がやってきて私の体を切り刻みます。そしてほんとに痛く感じるのです。毎日毎日泣いていました。ロープが見え、首をしめつけられ、ほんとに首が痛くなったこともありました。

病院の薬をのみつづけていますが、四日に一度は副作用で目がつり上がり、ほんとに苦しい思いを、幾度も幾度もくり返してきました。発病した当初は、勝手に手足が動いたり、口が動いて言葉を言うなど、ありました。ほんとうにひどかったです。
薬をのんで五年六年たつうちに、だんだんと治ってきたのですが、やる気がおきず、寝てばかりの毎日。バイトもつづかず、お金もなく、真っ暗なトンネルでした。先生の記事を読んで、目が釘づけになりました！　ビタミンB_3が分裂病を治すと書いてありました。さっそく、父が購入してのみはじめました。するとどうでしょう！　朝、起きられるようになりました！　夜もぐっすり寝られます。やる気もあります！　目がつり上がることもなくなりました。一日三回の薬も、一回で大丈夫になりました。幻覚、幻聴がなくなりました。泣かなくなりました。気分もすごく良いです。本をたくさん読めるようになりました。毎日が充実しています。毎日、家事の手伝いができるようになりました」

このように患者自身が、はっきりと改善の報告をしてくれているのである。

5　薬からはなれたいという願い

統合失調症の患者をかかえる親たちは、子どもに投与されている薬があまりにも多いので、早くよくなって薬からはなれたいと願っている。

どんな薬をのんでいるのか

ある母親は、次のように訴えていた。

「私どもの娘は現在十八歳、高一です。中学三年生のとき、統合失調症と診断され、三か月入院しました。現在は通院し、何種類かの薬をのんでいます。三年間も薬をのみつづけていますので、できれば薬をやめたいと思います。薬の内容もいっしょに送付します」

セレニカR顆粒40％（抗けいれん剤）
テグレトール細粒50％（抗けいれん剤）
セレネース細粒１％（精神科用剤）
アキネトン細粒１％（パーキンソン症候群治療剤）
アーテン１００倍１％（パーキンソン症候群治療剤）

酸化マグネシウム（制酸剤）
ベサコリン散５％
ベゲタミン錠―Ｂ（催眠鎮静剤）
テグレトール錠１００㎎
リボトリール錠（抗けいれん剤）
ジプレキサ10㎎
抗けいれん剤が三つも投与されているので、てんかんという診断でもされているのか、たずねたところ、そうではないとのこと。
次の母親は、息子が統合失調症と診断されていて、次のような薬が与えられています、と知らせてくれた。
毎食後
バルネチール細粒50％（向精神薬）
リントン細粒１％

コントミン顆粒
アキネトン細粒
ヒベルナ散10％（抗ヒスタミン剤）
グリチロン錠（肝臓障害用剤）
パントシン5倍散（ビタミンB剤）
ガスモチン散1％（消化管運動賦活調整剤）
ガスコン錠40㎎（消化管内ガス排除剤）

就寝前
バルネチール細粒50％
レポトミン顆粒10％
ヒベルナ散10％
ロヒプノール錠2（催眠鎮静剤）
コントミン顆粒10％
チネラック錠12㎎（植物性便秘治療剤）

この母親は、薬をなんとかへらせないものかと、栄養療法の専門家に相談、栄養療法に理解があり、薬を次第にへらしてくれる医師を紹介された。その医師のクリニックで診療を受けるようになり、少しずつ薬がへらされている。

重大な副作用の注意が付記されている薬が、六種類も投与されている。

通院になっても大量の薬

また別の母親Aさんから、大量の薬投与を心配しての相談がつづいた。その内容と経過を紹介するので、理解に役立てていただきたい。

一回目の通信

「娘が十九歳で発病して六年です。トロベロン、コントミン、ユーロジン、アキネトンなどなど、大量の薬をのんできて、昨年秋からようやくジプレキサ(オランザピン)に切り替わり、娘も楽になったと言っていましたが、五月ごろからつづいたアルバイトのストレスもあったと思います。十一月に通院したときに医師から『ジプレキサをのんで体重増えなかった？』とたずねられ、極端に体重を気にしていた娘は『ジプレキサはのまない、のみたくない』と訴えました。医師は『ではリスパダールにしましょう』ということで、この薬になりました。そして、一か月ですっかり悪くなり、自分の世界にいることが多くなりました。

十二月に通院したとき、即時入院となりました。電気けいれん法がおこなわれ、一週間ほどはよくなったのですが、またもっと悪くなり、二回目のサイクルを受け、終了して二週間目がすぎようとしているところです。

本人は幻聴が聞こえるようですが、なんとか耐えているようです。ここで感情がコントロールできないようなら、三回目をおこなうと宣言されています。本人は思いだせないことが多く、困っているようですし、ここで踏んばってくれて退院してくれることを祈る日々です。

娘の発病は、拒食とともにはじまりました。一日にイチゴ五個だけとか、スープ少々とか、二、三週間つづいたと思います」

「本人は思い出せないことが多く」という文で、私の頭に浮かんだのが、故人となった大学でのクラスメート、A君の研究である。電気ショック療法を受けた患者の記憶を調べ、記憶層仮説という学説を展開したのだが、電気ショックが記憶に影響することに目をつけて、とりくんだ研究である。

二回目の通信

私のアドバイスを受けた後である。

「ビタミンB_3と亜鉛をのませています。その前に、病院内でたまたま担当医に会ったおり、多くの人がいるところで、『おたくの娘さんはもう元には戻りません。一生、勤めなどできませんから』と、いともかんたんに言ってくれました。よっぽど『では連れて帰ります』と言いたかったのですが、思いとどまりました」

ほかの人たちがいるところで、こんな言葉をはく医師がいるとは、驚きである。第三者がそばにいるところでというだけではなく、その内容も恐るべきものである。患者と家族に希望を与えるよう、少なくとも失望しないように心くばりするのが、援助専門職の責務だと思う。患者の未来について、否定的に断定するとは、もってのほか、という気持ちになる。

三回目の通信
「娘が土日の外泊で帰っていますが、ぜんぜん不自然なところがなく、半年ぶりのわが家だったので、すべてが新鮮で喜びにあふれていました。
連休前、担当医から『もう元には戻りません。長期入院の方向を考えては』と言われたことが夢のようです」
四回目の通信
「連休中に少しずつ、HODテストに回答してもらい、本日終了しました。それによって娘の苦しみが具体的にわかって衝撃的でしたが、よかったと思っています。
内面から理解できた気がします。今日も幻聴のことをたずねたのですが、うれしそうに『ぜんぜん聞こえないよ』と答えてくれました。ビタミンB_3をのみはじめてからは、聞こえなくなったようです」
HODテストとは、ホッファーとオズモンドが開発した診断テストである。ホッファー著・大沢訳『ビタミンB_3の効果――精神分裂病と栄養療法』（世論時報社）に全文がのせられている。

五回目の通信

「おかげさまで、娘の調子はよく、どこからみてもとてもよくなりました。話す内容、テンポ、目の輝きなど。六月中旬に退院予定になりました」

投与されている薬のリストが同封されていた。次のとおりである。

毎食後服用するもの

コントミン10％150㎎（フェノチアジン系薬剤、重大な副作用の注意）

セレネース（3）15Ｔ（プチロフェノン系薬剤、重大な副作用の注意）

アキネトン（1）3Ｔ（パーキンソン症候群治療剤、重大な副作用の注意）

リーマス（200）（炭酸リチウム剤、躁病の薬、重大な副作用の注意）

メトリジン（2）（低血圧治療剤）

ウブレチド（5）3Ｔ（重症筋無力症治療剤）

就寝前に服用するもの

コントミン10％散150㎎

セレネース（3）3T
ロヒプノール（2）2T（催眠鎮静剤）
ピレチア（25）（抗ヒスタミン剤、重大な副作用の注意）
プルゼニド4T（植物性便秘治療剤）
メトリジン（2）1T　（　）内の数字は㎎を、Tはタブレット（錠数）を表す

私はこれらの薬について、木村繁の著書『2001年版・医者からもらった薬がわかる本』（法研）で調べてみた。私からみて、気になることがいくつもあった。

まず第一に、「重大な副作用の注意」が付記されている薬を、四種類も一度に投与している。

第二に、そのなかのひとつのセレネースは、一日量が本では0・75〜6㎎となっているが、この患者には一日54㎎と、九倍も投与されている。

第三に、「躁」と診断されてないのに躁の薬が投与されている。

第四に、重症筋無力症と診断されていないのに、その薬が投与されている。

第五に、便秘治療薬が一日量の最高量の二倍も投与されている。

私には、これらのことが気になった。

精神科医からの意見

前記のケースと薬についての疑問をある雑誌にのせたところ、その読者である精神科医の方から、疑問への回答が編集部に寄せられた。その要旨を紹介させていただく。

①「重大な副作用の注意」が付記されている薬を四種類も……。

十分承知のうえで、慎重に投与しています。統合失調症の薬はほとんどすべて、「重大な副作用の可能性」がついています。一種類の薬で治療効果が表れることは少なく、多くは二、三種類を併用します。このケースのように四種類を用いることはあります。

②セレネースは……九倍も投与されている。

薬の量は症状の程度によって調整します。大量に必要な方もいます。私はある方のセレネースの処方を、へらしたことがあります。十年以上治まっていた症状が再発。それが消えるまで時間がかかりました。後悔しました。

③「躁《そう》」と診断されていないのに、躁の薬が処方されている。
統合失調症の症状としての「躁」にも、リーマスは有効。
④重症筋無力症という診断はされていないのに、その薬が投与されている。
治療薬の副作用に排尿困難があります。ウブレチドで排尿困難は改善します。精神症状改善のためには、やむをえないと考えられています。
⑤便秘改善薬が一日の最高値の二倍を投与されている。
便秘も副作用です。便秘がつづくとイレウズ（大沢注――腸閉塞）を合併することがあるので、便秘が改善するまで、下剤の量をふやしたり、二種類の薬を併用します。

このような回答を寄せてくださったうえに、連載したホッファーの治療例から多くの示唆をえたので、今後、ぜひ治療にとり入れたいので勉強をはじめました、と書いておられた。
しかし「米国をはじめとする世界の精神医学会が、ナイアシンの効果について注目していないことが不思議でなりません」と結んであった。

製薬メーカーと結びついている医学会の現実の姿は、ご存じないのであろう。とくにホッファーたちの研究が米国精神医学会から、どのような扱いを受けたかは。

私は、日本の精神科医から、ナイアシンを治療にとり入れたいと表明されたのは初めてで、非常に心強く思っている。

私はこの母親Aさんに、栄養療法に理解があり、薬をできるだけ少なくする精神科医を紹介した。さっそく、予約をとって診療を受けにいった。様子をみながら徐々に薬をへらしてくれているとのこと。

「娘も順調で、薬のほうも少しずつへらしていただいています」という通信があった。すでにセレネースは、最初の五分の一ぐらいの12mgになったという。

6　治癒をめざして

第二次大戦中の強制収容所の体験記録『夜と霧』の著者、ビクトール・フランクルは、著書『意味への意志』（大沢訳、ブレーン出版）のなかで、統合失調症患者に〝反省除法〟という、医学的精神指導をおこなった、その逐語訳を紹介している。

精神と、心と、からだと

フランクルの言葉を引用してみよう。患者は十九歳の女子学生である。

フ「あなたは今、危機にあります。あなたは特定の診断に関心をもってはなりません。私にいわせるとそれが危機なのです。奇妙な考えと感情があなたを悩ませていることはわかっています。私たちは、現代の薬物の鎮静効果を用いて、あなたの情動のバランスを回復させるよう努力してきました。今あなたは、ひとつの舞台の上にいます。あなたの人生の立てなおしが、あなたを待ち受けている仕事です。しかし人は、人生の目標がなければ、挑戦するものがなければ、自分の人生を立てなおすことはできません」

患「先生、おっしゃることはわかります。でも私を悩ませているのは、私の内部で起こっているのは何だろう、ということなのです」

フ「考え込まないことです。あなたの悩みの根源を探ろうとしないことです。……あなたを手招きしている目標がありませんか。たとえば、芸術の仕事の達成など、あなたの中で発酵している多くのもの——まだ作品にならない芸術作品、創造を待っている未完成の絵、あなたによって生み出されるのを待っている多くのものがありませんか」

患者は面接の最後に「私は、先生のおっしゃることを信じます。私を幸福にするメッセージです」と言い、顔に明るい表情を浮かべて去っていった。数週間のうちに、この患者は仕事と勉強をふたたびはじめられるほど、統合失調症症状から解放されたという。

人生の意味に心をさし向ける、すなわち〝こころざし〟という精神的次元を無視してはならないのである。〝一寸の虫にも五分の魂〟という言葉が日本にはある。

フランクルは人間の三つの次元をあげた。精神と、心と、からだである。精神疾患患者への援助においても、このことをけっして忘れてはならない。ひとつの次元しかみないのは、還元主義である。

患者の心に共感すること

患者の心を、共感的に理解することが大事である。

アメリカの心理学者、コームズらの著書『援助関係』(大沢訳、ブレーン出版)には、感受性の開発は、他者が認識している現実を、彼にとっての現実として、よろこんで受け入れることを必要とすると論じ、次のエピソードをあげている。著者のひとりが精神病院で経験したことである。

ある日、精神病院の病室を訪問したとき、ある患者が自分のシャツを切り裂き、突進してきた。苦痛をはっきり示しながら「先生、私の胸には悪魔が十四もいるんです! 私を槍で突き刺しているんです! 悪魔が見えますか?」と叫んだ。もちろん、著者たちにはそれらは見えなかった。しかし、患者がそう感じていたのは明らかだった。

そこで著者は「いいやジョー、私には見えないけれど、あなたが悪魔たちを感じていることはわかります。お気の毒に思っています」と答えた。もしも、患者に悪魔が見え、感じていることを嘲笑したならば、少しも理解されなかったということになる。

ジョーにとっての現実として受け入れたことにより、コミュニケーションの扉は開かれつづけ、それ以後、長時間の話し合いが可能になった。

からだへの栄養的なアプローチ

からだのなかで、心のはたらきにもっとも関与している器官は脳である。脳も栄養なしにははたらけないし、細胞が生きていけない。くり返し述べてきたように、栄養は決定的に重要である。

栄養的なアプローチでは、まず食生活の見直しが必要である。サプリメントだけにたよるのでは、適正な栄養状態は達成できない。ホッファーはまず、砂糖なしの食事を勧める。本書で私があげたケースでも、砂糖大量摂取がめだっている。

砂糖大量摂取は、高血糖―インスリン過剰分泌―低血糖―アドレナリン分泌というプロセスを起こすので、精神疾患の発病の重大な要因のひとつと考えたほうがよい。

ホッファーは牛乳や乳製品の除去も勧める。ファイファーは統合失調症のビオタイプのひとつが脳アレルギーといっているし、ホッファーもアレルギーを起こすものとして牛乳と乳製品をとりあげている。

食事改善とともに大事なのが、栄養サプリメントである。ホッファーが長年にわたって研究してきた、ビタミンB_3を主とするサプリメントの服用は、くわしくはホッファー著『ビタミンB_3の効果――精神分裂病と栄養療法』から学んでいただきたい。ビタミン、サプリメントについてのところだけを引用すると、次のとおりである。

「分裂病を治療するための三つの主要なビタミンは、ビタミンB_3、ビタミンB_6、それにビタミンCである。ふつうスタートするときの量は、ビタミンB_3が一日当たり３g、ビタミンCが一日当たり３g、ビタミンB_6が２５０㎎である」

ビタミンB_3は、二つの型がある。ナイアシンとナイアシンアミドである。ナイアシンは末梢の血管を拡張させるので、顔からはじまる皮膚の紅潮を起こす。ナイアシンアミドはそれを起こさない。

B_3を服用して吐き気が起きたら、それが最大量であるという。へらすか中断する。

残念ながら日本では、B_3を主にしたサプリメントは市販されていない。海外からの個人輸入の道しかない。インターネットで検索すると販売情報がある。ただし私は、どのメーカーの品質がもっともよいかわからない。

ミネラルとしては、亜鉛、鉄、セレンなどが重要である。また、必須脂肪酸、とくにEPAが注目されている。

最後に、注意しておきたいのが、ナイアシンを避けなければならない条件である。レッサーは、次の条件をあげている。

○高血圧のため薬剤投与を受けている人は、同時に安心してナイアシンをとることができない。血圧の急激な低下をまねくかもしれないからである。

○活動性潰瘍疾患では、ナイアシンは避けるべきである。ナイアシンの酸のためである。しかし、潰瘍患者がナイアシンを必要とするならば、ニコチン酸カリウムには耐えられる、といわれている。

○ナイアシンは尿酸値を高めるので、痛風にかかっている人は発作を起こすかもしれない。

○ナイアシンは血糖値を高めるので、糖尿病患者はインスリンを増す必要があるかもしれない。

○活動性肝臓疾患のある人は、ナイアシンの大量摂取は避けるべきである。

第七章

投薬の前に食事の改善を

1　認知症と低血糖

認知症の老人は甘いもの好き

私は一九八六年に、「痴呆《ちほう》老人には若いときから甘い物が好きだった人が多いことが調査で判明」（『壮快』八六年四月号）という記事を読んだ。緑風会病院副院長だった篠原恒樹氏が、多くの老人を調査し結果をまとめたものである。

この記事を読んで、認知症（痴呆）の問題に興味がわいた。認知症は、低血糖が原因のひとつではないかと思い、篠原氏に問い合わせたところ、スウェーデンのウメア大学認知症研究グループの論文「アルツハイマー型老人性痴呆患者における血糖とインスリン分泌の変化」を教えてくれたので、入手して読んでみた

アルツハイマー群は、比較した他の四群、多発梗塞性痴呆、大脳動脈輪閉塞症、入院患者統制群、健康な年配者と比べて、低血糖であり、インスリン分泌が多いことが示されていた。

『月刊ビーコモン』（九二年七月号、NHK出版）には認知症の特集記事があり、アルツハイマー型認知症の症例をのせている。
六十一歳の女性——一年前から言葉も話せなくなった。九年前にアルツハイマーと診断された。極端に甘いか、極端にしょっぱいか、という味つけになり、中間の味のおかずを作れなくなった。以前はほとんど口にしなかったチョコレートを山ほど買ってきて、ひとりでボリボリ食べるようになった。それから卑わいな行動や不衛生な行動が表れはじめた。
六十歳の男性——三年前、家族と口をきかなくなった。会社の行き帰りにバター飴《あめ》をいっぱい買いこんだりするようになった。アルツハイマーという診断を受けた。夏には駅前のパン屋にあんドーナツを買いに行き、帰ってくるとシャワーで流して、すぐにまたあんドーナツを買いに家を出て行く。
二人に共通しているのが砂糖大量摂取である。高血糖になり、インスリン過剰分泌を起こし、低血糖になる、これをくり返しているにちがいない。砂糖大量摂取が、この認知症の元凶にちがいない。

アルツハイマー型認知症と糖代謝

黒田洋一郎の著書『ボケの原因を探る』(岩波新書)によれば、CTやMRIを使用して、記憶障害など臨床的にアルツハイマー病が疑われる人の脳を調べると、同年齢の人に比べ、脳の溝の開きが大きい。さらに、脳の中の物質の変化の度合いをPET(陽電子放射型コンピューター断層撮影)で調べると、脳の中に流れる血液の量、酸素の消費量、ブドウ糖の消費量が、アルツハイマーでは大脳皮質の前頭葉などで、正常な人よりも低くなっていることがわかったという。

私は、「アルツハイマー型痴呆」と「糖代謝」をキーワードとして、世界中の論文を集めて検討してみた。予想をはるかに超える、約百五十の論文である。やはりPETで、側頭葉、頭頂葉の糖代謝率の低下を確認した論文が、目立って多かった。

しかし、研究がそこまで到達していながら、患者たちの食生活には少しもふれていないのである。糖代謝の決定的な重要性は認識しても、食生活には目を向けず、薬で治療しようというのではないか。

わが国では、糖代謝改善剤四種が効果なしとされたが、売上額はすでに八千億円に達していた。糖の代謝を改善する基本は、砂糖べらしなどを主とする、食生活の改善と思うのだが。

菓子をやめて認知症がストップ

岩手大学のある学生は、次のように報告した。

「痴呆が進んできた祖母が菓子をほしがり、ひ孫の分までとりあげて食べるようになってしまった。母が心配し、菓子類を与えないようにしたら、痴呆は進行がストップしたままです」

この報告は、たわいもない日常生活の一断片のようだが、じつに重大な意味をふくんでいる。認知症研究の医学者は、電子顕微鏡レベルの観察だけでなく、このようなマクロのレベルの食生活を観察し、試してみたらと思う。

だが、逆に砂糖をとるように勧める医学者がいるので困ったものである。しかも、健康雑誌で提言している。甘いもの礼賛の特集だった。

ある医大教授が「甘いものを食べることが、老人ボケの予防になるという説もあるほどです」と述べている。「アルツハイマー型の痴呆症患者は、特に甘いものを好むという研究が報告されています。アルツハイマー型痴呆症の人は、なんらかの原因で糖の代謝機能がうまくはたらかず、常に血糖値が低い状態にあります」と書いている。

まさに、アルツハイマー型認知症の人が低血糖であるといっている。しかし原因については、「なんらかの原因」というだけである。甘いもの、砂糖のとりすぎこそ原因となることとは、まったく念頭にないようである。

読者のみなさんはどう思われるか。医学者の意見か学生の素朴な報告か、どちらが真実に迫っていると思われるか。甘いものをたくさんとりつづけている認知症患者がいれば、すぐに試してみることができる。

2　激増した不登校

不登校生徒の食生活

いまや、小・中学生の不登校は、十三万人近くになってしまった。私は、その基本的原因のひとつが食生活の崩れにあると思っている。

次は教師たちからの報告である。

「山の小さな学校にいたとき、登校拒否の生徒の家を何回も訪問した。逃げられたり、鍵をかけられたりしたが、やがて部屋に入ることができるようになった。部屋にはテレビ、ステレオ、カセット、電話などがあり、恵まれすぎた部屋だった。隅には清涼飲料のビンやたばこの吸殻がいっぱいあった。昼近くに訪問したときには、インスタントラーメンをつくっていた」

「一年男子。両親は通年出稼ぎで、祖母との二人暮らし。担任が迎えにいくと、しぶしぶ来たこともあるが、頭が痛いとか、さまざまな理由をつけて休んだ。訪問して本人の部屋をみたら、寝具はしきっぱなし、マンガ本を何冊も四方に放り出し、枕元には灰皿と清涼飲料の空ビンが三、四本転がっていた。腹がへったら適当に起き、インスタントラーメンを食べるというパターンの生活をくり返していた」

「三年男子。母子家庭。母が夜の仕事について、食事が不規則になり、夕食は母がでかけたのち、午後十時ごろだった。それも食べたり食べなかったりで、しかもすべてインスタント食品とラーメン。それに清涼飲料は毎日2ℓは欠かさなかった。さらにケーキやチョコレートがあれば、食事はとらなかった」

この三人の食生活に共通しているのが、インスタントラーメンと清涼飲料である。

ある教師のなげきのリポート

実業高校の一年担任の教師が、次のようなリポートを提出してくれた。

S君は入学式には出たものの、次の日からはけっきょく、学校に出てくることはなかった。

副担任がとってくれた写真を見ると、彼の表情は、他のものを寄せつけない、異常な警戒心をいだいているようだった。どこかをにらみつけている鋭い目、不機嫌さを露骨に表したように突き出した唇、白くぽってりふくらんだ、たるみがちの頬。けっして〝ツッパリ〟というのではない。

彼には被害妄想があった。入学式の日に、何人ものクラスメートと目が合ったのだそうである。家庭訪問したときに彼は「いつやられるかわからない。だれかが襲いかかってきたら、すぐにやり返してやる」と言ったり、急に口をきかなくなったりした。居間で話をしたのちに本人の許しをえて、彼の部屋に入れてもらったが、四畳半の部屋の周囲に、コーラの1ℓビンが壁をおおわんばかりに並んでいた。強烈な印象を受けた。

その後も、家庭訪問したとき、彼はコーラをのみ、ポテトチップスを食べていた。「並んだそのビンは全部、自分でのんだのか?」ときくと、こともなげに肯定する。コーラを一日2ℓと、チップス三袋が朝食と昼食だという。彼が不登校になった理由は、母親の問題など家庭環境にあったらしい。しかし、高校生とは思えないほどせり出した腹、「コーラだけはやめられない」というせりふは不気味だと、教師は感じたという。

やはり低血糖症だった不登校生徒

隣の県から夫妻で、高校二年生の娘の不登校のことでと相談にみえたケースを紹介しよう。

県立高校に入学したものの登校できなくなり、遠方の県の私立高校に入った。しかしまた同じ状態におちいり、家に帰ってきて休んでいる。朝起きられず昼ごろようやく起きてきて、食べるのはごはんが二口か三口、午後は何かやったほうがよいというので、ケーキづくり、夕食はごはん三口くらいしか食べないとのこと。

転入した私立高校は、全寮制だった。この娘さんも寮生活をしたのだが、同室の生徒たちは就寝前にお菓子を食べるし、昼食の後もアイスや板チョコを食べるという生活で、そのつきあいを余儀なくされた。またもや、学校生活をつづけるのが困難になり、家に帰ってきたのだという。病院で検査を受けても、「異常はない、家で休むのがよい」と言われたという。

本人は体が冷えて眠れない、悪夢をみる、ネオンが光っているのを見るとぞっとするという神経過敏、それに頭痛などを訴えているという。

私は低血糖症を疑ったので、低血糖症に理解のある盛岡医療生協の坂正毅医師に紹介、本人も了解して親同伴で列車で受診にきた。その結果、やはり低血糖症が確認された。六時間の糖負荷試験で、四時間目が最低値、47㎎／dℓという低さだった。絶食時の82から35も低下した。まさに低血糖症曲線だった。

この検査結果を説明しながら、菓子をやめ、ごはんをしっかり食べるという食事改善を勧めた。

「現在の要因」に目を向けよう

このような低血糖症への理解を訴えると、そのような症状は「結果」ですよ、という人が何人もいる。不登校の原因ではなく、不登校が生みだした症状だという意味らしい。

人間の行動について原因を探究するとき、たいていはその個人の過去のできごとに原因をもとめる「歴史決定論」か、その個人の環境に原因をもとめる「環境決定論」の立場に立っている。

現在の行動を理解するためには、現在においてその人の行動を規定している要因に目を向ける必要がある。学校に行くことができないでいる、その個人の、今の状態はどうなのか、そして心理学的レベルだけではなく、生物学的レベルにも目を向けるべきである。

原因探究というものが、過去にストレスとなった経験は何だったか、それを探すことだけだとしたら、その個人への援助努力としては不毛であろう。今のその子にとって効果的な援助は何か、それを探すのが大事である。あるひとつの学問的次元、心理学的次元だけでは不十分である。少なくとも生物学的次元にも目を向けるべきである。

3　日常茶飯事のような暴力多発

「家庭内暴力」からはじまって、暴力にかんする新しい言葉がつぎつぎにつくられてきた。「校内暴力」、配偶者間の暴力は「DV＝ドメスティック・バイオレンス」、車両の中の「車内暴力」、飛行機の中では「機内暴力」、さらに幼児にさえもなされる虐待もある。街頭での暴力もある。殺人さえ起こす「通り魔」もいる。〝暴力列島化〟といいたくなるくらいである。

不思議なことに、暴力についての精神医学理論にはお目にかからない。私の不勉強かもしれないが。

最悪の暴力は殺人だが、衝動殺人者の脳を調べ、脳の糖代謝が低かったという研究が、アメリカのレインによって報告された。

私がこれまで学んできたところでは、暴力、あるいは攻撃性に関与すると思われる要因は、低血糖、ビタミンB欠乏、カルシウム欠乏、マグネシウム欠乏、それに有毒金属、とくにカドミウムや鉛の蓄積などである。

低血糖による発作的暴力については、応急処置として、バナナが効果があった例をあげておいた。

援助専門家の家庭の悲劇

一九九六年に、ある家庭で悲劇が起きた。福祉の関係の援助専門家（ソーシャルワーカーかカウンセラー）である父親が、中学三年生の息子の家庭内暴力にたえかねて、朝寝ているところを金属バットで殴り殺したのである。

この父親はあちこちの精神科医、カウンセラーを訪れた。あるカウンセラーからは「暴力に対してやり返してはならない」と指導され、無抵抗主義をつらぬいた。父親は息子の要求に逆らわず、ドラムが欲しいといえばドラムを、ギターが欲しいといえばギターを買い与えた。ビデオ録画をセットしろという要求にもいいなりにしたがった。ある週刊誌の記事では、「コンビニに行ってジュースを買ってこい」などと命令されていたとあった。おそらく、まともな食事はしていなかったであろう。

援助専門家だったこの父親も、相談した〝心の専門家〟四人も、暴力をふるう息子がどんな食事をしていたかには、関心はもっていなかったのではないか。

それだけではない。この父と子は、薬をのみつづけていた。市民の人権擁護の会から聞いた話では、この父親が相談にいったあるクリニックでは、息子に気づかれないように薬をのませること、父親自身も薬をのむよう勧められ、実行していたという。それから一年後、ついに最悪の事態が起きた。

父親への薬は抗うつ剤だったという。抗うつ剤には、激しい副作用の可能性がある。

多発する殺傷事件と薬——アメリカ

アメリカのメアリー・アン・ブロックのＡＤＨＤ（注意欠陥・多動性障害）の本を手に入れた。この本のなかに、アメリカの学校での、少年による殺傷事件と薬のことが書かれている。

まずコロンバイン高校で銃を撃ちまくった（一九九九年四月）、十八歳のエリック・ハリスは、そのとき抗うつ剤のルボックスをのんでいた。その製薬会社によれば、ルボックスは、自殺、判断障害、興奮、精神病、せん妄、妄想、情動不安定、幻覚、敵意、パラノイア、離人症、不安、それにうつを起こす可能性がある。

ブロックは、この悲劇の原因を探究した人たちが、この薬との関係に注目しなかったのは不思議である、と述べている。

市民の人権擁護の会の会長、ブルース・ワイズマンは、一二年間に起きた事件と薬との関係を報告した。次のとおりである。

①一九九七年五月、十八歳のＪ・Ｓがラスベガスで、七歳の少女をレイプして殺した。彼はＡＤＤ（注意欠陥障害）と診断されていて、殺人の直前も、リタリンに

似た処方薬デクセドリンをのんでいた。
②一九九七年十月、ミシシッピーで、十六歳のL・Wが五十歳の母親を突き刺して死なせ、それから自分の高校へ行って九人を撃ち、十代の少女二人を殺し、九人に傷を負わせた。公表された報告では、彼はプロザックをのんでいた。
③一九九七年十二月、十四歳のM・Cは、ケンタッキーの高校のお祈りの会のとき、座っていた生徒たちを射撃しはじめた。三人が殺され、五人が負傷し、そのうち一人は麻痺《まひ》になった。M・Cはリタリンをのみつづけていた。
④一九九八年二月、リタリンをのんでいたアラバマの若い男が、精神異常になって、両親を斧で切りつけ、さらにきょうだいの一人を殺し、もう一人に瀕死《ひんし》の重傷を負わせた。
⑤一九九八年三月、アーカンサスで、十一歳のA・Gと十四歳のM・Jが、十五人を撃って生徒四人と教師一人を殺し、十人を負傷させた。ある報告によれば、この少年たちはリタリンをのんでいたという。
⑥一九九八年五月、オレゴンで、十五歳のK・Kが両親を殺してから、自分の高校

へ行って暴れはじめ、二人の生徒を殺し、二十二人の生徒を負傷させた。K・Kは、プロザックとリタリンの両方を処方されていた。

⑦一九九九年四月、アイダホの十五歳のS・Cが、12口径の銃を持って学校へ行き、発砲しはじめて、一人の生徒を負傷させ、学校を人質にして約二十分たてこもった。恐怖におちいった生徒たちは、命がけで逃げだし、一部のものは教室にバリケードをつくった。S・Cは発砲しはじめたとき、リタリンをのんでいた。

⑧一九九九年五月、ジョージアの十五歳の高校生、T・J・Sは、発砲してクラスメート六人を負傷させた。彼はリタリンをのんでいた。

⑨三年生のときからリタリンを処方されてきた十四歳のR・Mは、一人のクラスメートをバットで殴り、死なせた。

⑩精神科の薬を五年間のんできた十九歳のJ・Wは、22口径の連発銃を持って、サウスカロライナ、グリーンウッドの小学校に行き、二人の少女を殺し、七人の子どもたちと二人の教師に傷を負わせた。

これだけ多くの事件をあげられると、不気味である。これらの薬と凶悪な殺傷行為が、無関係とはいえなくなる。むしろ、疑いをもって探究するべきだろう。

私は、これらの少年たちが薬を処方されるようになった、その障害の発生の要因に、食の問題があったのではないか、という仮説も立てている。その仮説を立証するすべはないのだが。

著者のブロックは、ADHDへのアプローチとして、砂糖の除去、ビタミンをとる、アレルギーを克服するなどを提言し、やはり食の問題を見逃してはいない。

新しい抗うつ剤の副作用

日本で二、三年前から使われはじめた抗うつ剤に、「パキシル」というのがある。うつ病、うつ状態、パニック障害の薬である。

この薬の「重大な副作用」は次のとおりである。

①セロトニン症候群（激越、錯乱、発汗、幻覚、反射亢進、ミオクロノス＝間代性筋けいれん、戦慄、頻脈、振戦）

②悪性症候群（抗精神病薬との併用…無動緘黙《かんもく》、強度の筋強剛、嚥下《えんげ》困難、頻脈、血圧の変動、発汗等を発現し、それら引きつづき発熱）
③錯乱、痙攣《けいれん》
④抗利尿ホルモン不適合分泌症候群
⑤重篤な肝機能障害
「激越」という、恐ろしくなるような言葉で表される副作用もあるのである。

うつやパニック障害の人のなかに、低血糖症の人がかなりいるかもしれない。医師は、薬を投与する前に、その検査をしてもらいたい。

私への相談のケースで、十年間うつ病と診断され、抗うつ剤をのまされていた人は、インスリン過剰分泌で低血糖症だった。

精神症状の根底にあるものに、目を向けてもらいたいのである。

エピローグ——暴力、そして死という悲劇

二〇〇二年十一月十日の上毛新聞の社会面に、「警官取り押さえ後、急死——自宅で男性が暴れ母が通報」という記事がのった。

午前三時ごろ、「息子が暴れて手がつけられない。病院に連れていってほしい」と、高崎市の六十六歳の女性から110番通報があった。かけつけた高崎署員六人が二男（三十三歳）を取り押さえたところ、二男は意識を失い、救急車で市内の病院に運んだが、午前五時ごろ死亡した。暴れていた息子は三十三歳、母親は六十六歳、なんとも痛ましい。

次のような事件もあった。岩手県盛岡市のある家庭で、六十五歳の父親が暴れつづける三十五歳の娘を、金鎚《かなづち》で殴り殺してしまった。父親が元小学校長ということも、大きく報道された。

三十歳代といえば、働きざかり、社会の中堅といわれる年代である。しかし、家庭にいて暴力をふるい、非業の死を迎えてしまう。

私のもとに寄せられる相談では、二十歳代から三十歳代の、息子や娘の精神疾患にかんすることが、たいへんに多い。この人たちが生まれてきたのは、一九七〇年前後。幼児期・児童期が、日本では〝からだのおかしさ〟が問題になりはじめ、やがて校内暴力が多発していく時期にあたる。かつての食生活が徐々に崩れていく、そのなかで育ってきた人たちである。

この二つの事件でなくなった男女は、いったいどんな食生活をしていたのか、あるいはもしかしたら何か薬をのんでいなかったか、あるいはなんらかの化学物質にさらされていなかったか、娘を殺した父親についても、何か薬が与えられていなかったかなど、疑問がわいてくる。

しかし、ある医学者が書いた一般向けの本には、家庭内暴力は、前頭葉の感情のコントロールがまったくはたらかない、反射的なものであるため、家族にも本人にも防止しようがない、と書かれている。そして、メジャートランキライザーであるセレネースの服用が、きわめて有効である、としている。

すでに何十年も前から、〝家庭内暴力〟は発生している。私には、栄養欠乏で脳が悲鳴をあげている、というように思える。

道遠しの感もあるが、心と食との関係に関心をもつ人たちが急激にふえてきた。闇のなかに光明がさしてきた感じのこのごろである。

大沢　博（おおさわ・ひろし）
1928年、群馬県生まれ。1952年、東京文理科大学卒業。岩手大学教育学部教授を経て、同大学名誉教授。
著書に『食原性症候群』（ブレーン出版、86年）、『食原性低血糖症』（同、98年）、『子どもも大人もなぜキレる』（同）、『その食事では悪くなる』（三五館、99年）、『食事崩壊と心の病』（第三文明社、2007年）、『心の病と低血糖症』（同）ほか。
訳書にフランクル著『意味への意志』（ブレーン出版、79年）、シャウス著『栄養と犯罪行動』（同、89年）、コームズほか著『認識心理学（上・下）』（同、91年）、レッサー著『栄養・ビタミン療法』（同）、エイローラ著『低血糖症』（同、96年）、ファイファー著『精神疾患と栄養』（同、99年）、ホルフォード著『メンタルヘルスと栄養』（同）、ジャンソン著『ビタミン革命』（オフィス今村、99年）、ホッファー著『ビタミンB_3の効果――精神分裂症と栄養療法』（世論時報社、2001年）、ホッファー著『統合失調症を治す――栄養療法による驚異的回復！』（第三文明社、2005年）。

食事《しょくじ》で治《なお》す心《こころ》の病《やまい》
心・脳・栄養――新しい医学の潮流

2003年　3月16日　初版第 1 刷発行
2016年　8月10日　初版第11刷発行

著　者　大沢《おおさわ》　博《ひろし》
発行者　大島光明
発行所　株式会社　第三文明社
東京都新宿区新宿1-23-5　郵便番号　160-0022
電話番号　03（5269）7144（営業代表）
03（5269）7145（注文専用ダイヤル）
03（5269）7154（編集代表）
振替口座　00150-3-117823
URL　http://www.daisanbunmei.co.jp
印刷・製本　神奈川新聞社

ISBN978-4-476-03245-1